発達障害を
過ごされる子ども、
認めない親

星野仁彦

JN283419

GS
幻冬舎新書
208

はじめに

じっとしていられず、いつもソワソワしている。一人遊びが多く、友だちと一緒に遊ぼうとしない。短気で、気に入らないことがあると泣きわめく。飽きっぽく、一つのことに集中できない。指しゃぶり、爪かみ、チック、髪の毛を抜くなどの習癖がある――このような症状が過度にみられる子どもたちが増えています。

もし、お子さんに似たような症状がみられるなら、それは発達障害かもしれません。

「うちの子に限ってそんなことがあるはずがない」と否定し、見て見ぬふりをしていると、**取り返しのつかない事態に陥る可能性があります。**

実際に文部科学省の調査によると、普通クラスの小学生、中学生のなかで発達障害と思われる生徒の割合はなんと**6・3%**。一クラスに**1~2人**はいることになります。

私の外来には、親が「ほかの子と違う」「何かおかしい」と気づきながら、だれにも相談せず、子どもがトラブルを起こしてから受診する親子が少なからずいます。もちろん、一生懸命、治療にあたりますが、「どうして、もっと早く受診してくれなかったのだろう」と歯がゆい思いをすることもしばしばです。

発達障害の子どもが治療もサポートも受けずに見過ごされ、学校の先生や親から叱られたり、怒られたりしていると「どうせ自分なんか、何をやってもダメなんだ」と自己評価が低くなり、不登校やひきこもり、小児うつ病になることがあります。あるいは、親や社会を恨んで自暴自棄になり、非行や犯罪に走ることもあります。

いま、問題になっている引きこもりやニートのなかにも、かなりの数の発達障害者がいるといわれています。私の実感としても、不登校からニート、引きこもりとなり、成人になっても家から出られなくなっている発達障害の子どもや大人が多いように思います。

そうなると、親は自分たちの老後の心配どころか、子どもの将来に頭を悩ますことになります。それは出口の見えないトンネルに迷い込んでしまったようなものです。引きこもりや非行などが始まってからでは、子どもは親の言うことを聞かず、医者に診《み》せることもできなくなってしまいます。

一方、子どもの頃に適切な治療とサポートを受ければ、ほとんどがほかの人と同じような生活を送ることができます。それなのに世間体を気にしてか、**子どもの「発達障害」を見過ごし、幼稚園や学校の先生から指摘されても認めようとしない親が非常に多いのです。**とても残念なことです。

どんな病気や障害でも、早期発見・早期治療が大切です。発達障害も例外ではありません。まずは、発達障害とは何なのかを知り、子どもにその兆候がみられたら、積極的に小児精神科医の診察を受け、その事実を受け入れてサポートしていただきたいと思います。

実は私も発達障害者なのですが、早期の発見、治療がいかに重要かを身をもって実感しています。

「もっと早く治療を受けていれば……」と後悔してからでは、もう遅いのです。時間は取り戻せません。子どもの発達障害を認めず、放置すれば、**子ども自身が社会不適応を起こして苦しむだけでなく、親もまた子どもの行く末を案じて、先の見えない不安な日々を送ることになってしまいます。**

親の「気づき」と「行動」が子どもの将来を決めるのです。本書をお読みいただき、「もしかして」と思ったら、勇気を出して行動してください。その一歩が子どもの未来を左右するターニングポイントとなるのですから。

発達障害を見過ごされる子ども、認めない親／目次

第二章　なぜ発達障害の子どもは親から見過ごされやすいのか　57

第四章　発見と治療が早ければ発達障害は克服できる！　135

第一章　子どもの発達障害を認めようとしない親たち

「ちょっと変わった子」「落ち着きのない子」の正体とは?

「ボーッとして人の話を聞いていない」「人との会話が成り立たない」「忘れ物が多い」「片づけができない」「一つの遊びを飽きもせず繰り返す」「マイペースでほかの子と一緒に遊べない」「落ち着きがなく動き回る」「おしゃべりが止まらない」「すぐにかんしゃくを起こす」……。

このような言動が子どもにみられ、「おかしいな」と思うようなら、発達障害の可能性があります。「そんなこと、小さい子どもにはよくあることでは?」と思う人がいるかもしれませんが、それが度を越している場合、早期に診断を受け、治療することが大切です。

発達障害という概念が一般的ではなかった時代には、育て方が悪いとか、努力が足りないといわれ、親も子もつらい思いをしてきました。かくいう私も注意欠陥・多動性障害(ADHD)という発達障害があり、周りの大人から叱られてばかりいたので、その苦労はよくわかります。

しかし、発達障害の原因は脳の機能障害にあり、家庭環境や本人の性格によるものではありません。脳機能の発達が未熟で、年相応のレベルに達していないため、健常児(健康で障害のない子ども）とは違った言動をしてしまうのであり、決して本人や親に責任があるわけではないのです。

その原因としては、まず、親や祖父母などからの遺伝が考えられます。私の外来を訪れる子どもたちについても、子どもが発達障害の場合、親や祖父母にも同じ傾向がみられます。

また、妊娠・出産前後や新生児期（生後4カ月まで）の異常も、子どもの脳に大きな損傷を与えることがあります。たとえば、母親が妊娠中毒症になったり、出産時に未熟児で生まれたり、生後すぐに重症の黄疸《おうだん》になったり、新生児期にインフルエンザや麻疹《はしか》・脳炎・脳膜炎・極度の栄養失調などを患ったりすると、脳の発達に影響を与えることがわかっています。

近年では、妊娠中の母親の喫煙やアルコール摂取、水銀や鉛、環境ホルモンなどの影響も指摘されています。

こうしたさまざまな理由により脳の中枢神経系の発達が損なわれ、言語、社会性、運動機能、基本的な生活習慣、感情・情緒のコントロールなどの能力が年相応に発達できず、**できること、できないことの偏り（アンバランス）**ができてしまうのだと考えられていま

図1　主な発達障害とは

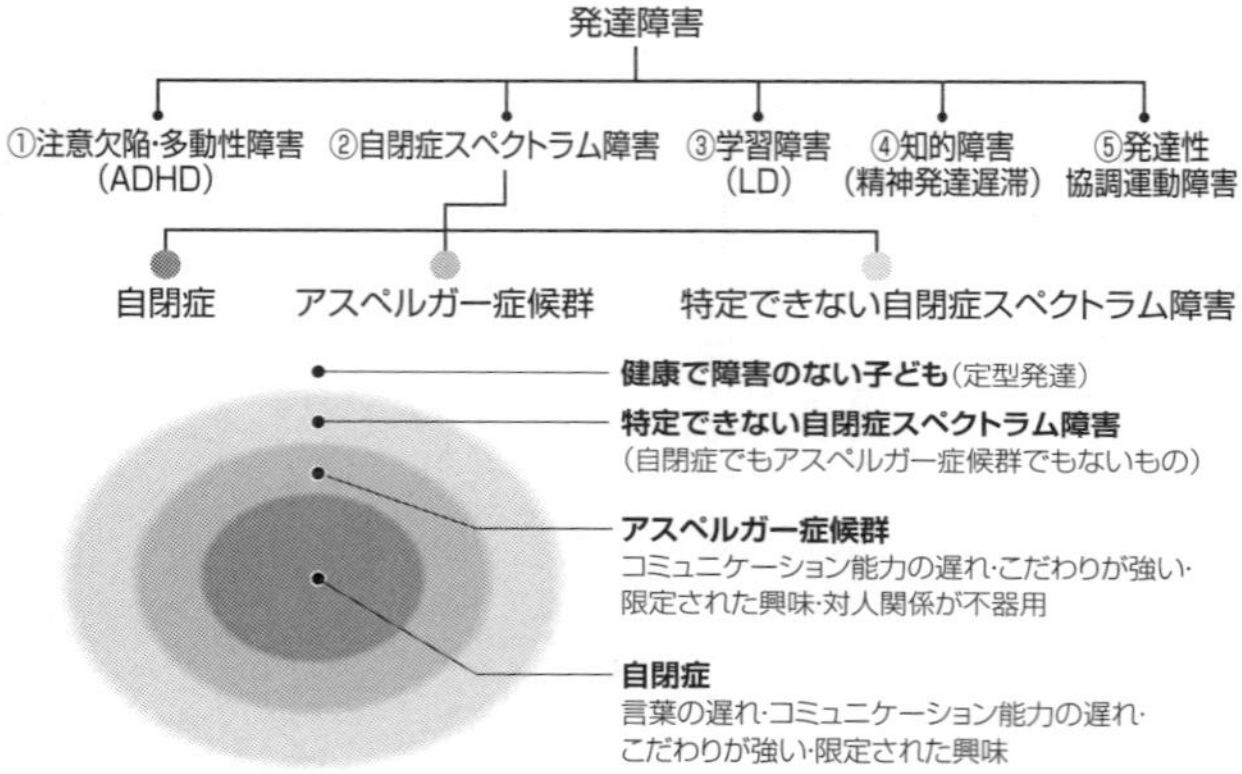

※自閉症、アスペルガー症候群、特定できない自閉症スペクトラム障害、定型発達の境界線は明確ではない。

す。

このように「ちょっと変わった子」「落ち着きのない子」の背景には、発達障害が隠れている可能性があります。しかも、その脳機能のアンバランスは多様で、子どもによってその現れ方は異なります。

代表的な発達障害にはどのようなものがあるのか、次に挙げてみましょう（図1）。

①注意欠陥・多動性障害（ADHD）……注意が散漫になりやすい、落ち着きがない、集中力がない、感情のコントロールがきかない、計画性がない、衝動的な行動を起こす

②自閉症スペクトラム障害……自閉症、ア

スペルガー症候群を含めた総称。根本的な障害が共通し、スペクトラム（連続性）があることから名づけられた。特徴としては、人の感情が理解できないため対人関係がうまくいかない、人との会話が成り立たない、コミュニケーション能力が乏しい、興味や関心を持つ範囲が限定的、こだわりが強い

③学習障害（LD）……読む、書く、計算するなどの能力のうち、いずれかに支障をきたす

④知的障害（精神発達遅滞）……全般的な知的能力に遅れがある

⑤発達性協調運動障害……うまく走れない、ハサミが使えないなど、運動や手先の作業に困難をともなう

このように、脳機能の障害によって現れる発達のアンバランスは幅広く、人によっては複数の障害を併せ持つケースもあります。たとえば、ＡＤＨＤはよくＬＤをともないます。また、重度の自閉症は知的障害を合併しやすいということもあります。

さらに、年齢によっても障害の現れ方が変わってきます。同じ一人の子どもでも、幼児期、小学生時代、思春期、青年期、成人期によって印象が大きく異なり、軽度・中度・重

度といった障害の程度によっても症状が異なります。それだけ発達障害の全体像をつかむのはむずかしいといえるでしょう。

発達障害ではなく、発達アンバランス症候群

人間の成長にはさまざまな発達の側面があります。立ったり、歩いたりすることだけが発達ではありません。

たとえば、ひもを結んだり、紙を切ったりする「微細運動（手先の動き）」の発達、縄跳び・キャッチボールなどをする「粗大運動（手足・身体の動き）」の発達、言葉を話し、理解する「言語」の発達、相手の気持ちを理解し、関係をつくる「社会性」の発達（対人スキル）、算数の計算や読み書きなどの「学習」の発達、目や耳などから得た情報を処理する「認知」の発達、感情や行動、欲望を制御する「感情・行動のコントロール」の発達、食事や排泄、着替えなどができる「生活習慣」の発達など、さまざまな発達の側面があるのです。

そして、これらのどの側面が遅れているかで、発達障害の種類が変わってきます。

たとえば、学習や認知の発達が遅れていればＬＤ、社会性と言語の発達が遅れていれば

自閉症、行動のコントロールの発達が遅れていればADHD、発達が全般的に遅れていれば知的障害と大まかに区別されています。

それらをわかりやすく示したのが18ページの図2です。これを見ると、発達のアンバランスがどういうものかが理解できると思います。

たとえば、年齢が10歳の健常児なら、それぞれの発達の側面も10歳児レベルになり、バランスがとれています。また、知能指数が50の知的障害児の場合は、どの発達の側面も5歳児レベルになり、大きな発達の偏りはみられません。

ところが、自閉症やADHDなどの発達障害の場合、発達の側面によってできることとできないことの差が激しく、偏りの凸凹が大きくなります。健常児や知的障害児に比べて非常にアンバランスで、知的レベルの高いアスペルガー症候群では、健常児より優れた能力を示す側面もあります。そして、この状態は大人になっても変わりません。

このように発達の側面に偏りがあるため、よくできることもあれば、まったくできないこともあり、周囲の人間を混乱させてしまいます。親や教師が「あれはできるのに、どうしてこれができないんだろう？」と疑問を持つのも当然のことです。一方で、本人は努力しようと思っても、脳の発達にアンバランスがあるために、うまくできないのです。

図2　発達障害の子どもは各能力の発達にばらつきがある

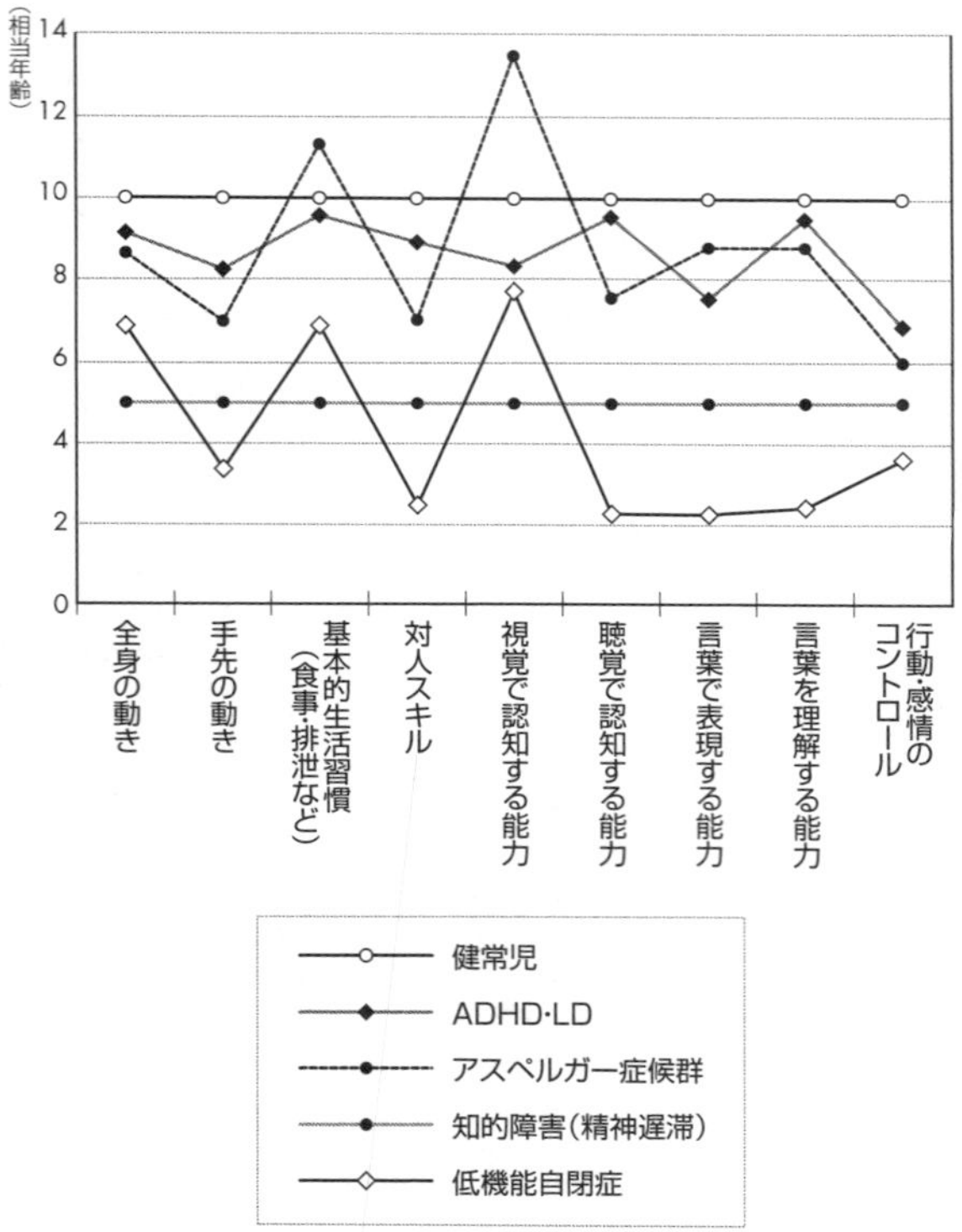

健常児が10歳のときの各能力は平均的である。一方で、発達障害の子どもは、発達の側面がアンバランスであることがわかる。

しかし、普通の人と同じことができない部分がある半面、人並みはずれて優れた能力を発揮することもあります。たとえば、モーツァルトやベートーヴェン、アインシュタイン、ピカソ、エジソンなどがそうです。歴史に残る偉業を成し遂げた人のなかには発達障害者が数多く存在しています。

彼らに共通するのは、自分の興味や関心のあることには人並みはずれた集中力や好奇心で取り組み、人にはまねできないようなひらめきを見せたことです。また、気持ちが素直で、人を疑うことを知らず、褒められると心から喜ぶことができる性質も、才能を伸ばす原動力となったといえます。これらは発達障害者の優れた長所といえるでしょう。

健常者とは違う、発達障害の子どもの世界とは

発達障害の子どもを「宇宙人のようだ」と評した母親がいましたが、ある意味、それは当たっています。健常者とは違う世界が広がっていることは確かだからです。

その世界の一つは、聴覚の過敏性です。これは注意の障害ともいわれますが、彼らの脳は情報の取捨選択ができず、すべてが同じように流れ込んできます。必要な情報とそうでない情報をより分けることができないのです。

たとえば、教室が騒がしくても、健常児は先生の声に注意を傾け、何を言っているのかを聞き取ることができます。

ところが、発達障害があると、すべての音が同じように脳に入ってきてしまい、先生の声だけを拾うことができないのです。

これは、聴覚だけでなく、視覚、味覚、嗅覚、触覚に関しても同じで、必要な情報だけを取り入れるということができません。

すべての情報が脳に流れてくるため、すぐに容量オーバーになり、大きな声で話しかけられても反応できないこともあります。

こうした特性があるため、ほかの子どもは聞き流せるような雑音、ブザーやチャイムなどの一定の音にパニックになったり、給食の食べ物でどうしても食べられない味覚があったりします。

あるいは、視覚的な記憶力に優れ、目に入ったものが写真のように記憶され、細部まで鮮明に思い出せることもあります。

ときに驚異的な記憶力を発揮することがあるのは、こうした記憶の特性があるからだと考えられます。

発達障害の子どもが、手をひらひらさせたり、ピョンピョン跳んだり、同じ動作を繰り返すのは、押し寄せる情報を遮断するためと考えられます。そうしないと、感覚が過敏すぎるため、膨大な量の情報が脳に入り、パニックに陥ってしまうのです。

また、発達障害の世界には、認知の歪《ゆが》みもあります。これは、考え方や思考パターンがひどく偏っていたり、歪んでいたりすることを意味しています。たとえば、物事をとらえるとき、善か悪かという両極端な考え方をしたり、何かをするときに、いつも「○○すべきだ」と考えたり、自分の信念をかたくなに押し通そうとしたり、自分とは関係のないことを自分に結びつけて考えたりします。こうした独特の考え方をするため、その行動は突飛で理解できないこともあります。しかし、本人にとってはそれが普通のことなのです。

さらに、物事の全体を把握する、抽象化するといったことが苦手です。服を順番どおりに着ることができなかったり、理科の実験などで材料を準備し、手順どおりに作業をすることができなかったりします。一つひとつの動作や作業は理解できても、全体の流れを把握することがむずかしいのです。

これらは自閉症を中心とする自閉症スペクトラム障害の特性といえますが、多動・不注意・衝動性の障害があるＡＤＨＤや、特定の学習能力に支障があるＬＤに共通するものもあります。

発達障害とひとくちに言っても、一人ひとりの持つ特性は実に多様です。目や耳から得た情報を処理する能力に遅れがなくても、対人スキルなどの社会性に遅れがあったり、学習の遅れと不器用さを併せ持っていたり、集中力の低さと学習の遅れを一緒に持っていたりと、さまざまなケースがあります。

このように健常者とは違う特性があるため、親や教師の言うことが理解できなかったり、やろうと努力してもできなかったりします。決して怠けているとか、やる気がないからできないのではありません。できないことに注目するのではなく、できることに目を向ければ、そこには豊かな世界があるともいえます。

エジソンが学校から閉め出されても、天才的なひらめきを発揮できたのは、彼の才能を信じる母親がいたからです。健常者にはない優れた特質を活かせば、たぐいまれな才能を発揮することもできるのです。

発達障害が男の子に多いワケ

人間の子どもが生まれてすぐには立ち上がれず、成長するまでに時間がかかるのには理由があります。それは、人間がほかのほ乳類に比べて巨大な脳を持っているからです。なにしろ大人の脳は1300グラムもあり、その大きさではとても母親の産道を通ることができません。そのため、出生時は未熟な脳のままで生まれ、その後少しずつ大きくなっていくのです。

しかし、脳細胞の数そのものは、赤ちゃんも大人も同じ140億個です。何が違うのかというと、大人の脳は脳細胞同士が絡み合い、つながり合うことで五感から得た情報をうまく処理しますが、赤ちゃんの脳細胞は未発達で、脳細胞同士がつながっていないのです。

この脳細胞同士がつながるためには、脳細胞の突起が「さや」をかぶった状態になるまで待つ必要があります。これができないと、裸の電線と同じで、うまく情報のやりとりができないのです。

それが十分に機能するまでには最低でも5～6年かかりますが、なんらかの理由で遅れると、発達障害が起こるといわれています。

とくに、男の子のほうが女の子に比べて、この現象が遅れやすく、そのため男の子に発達障害が多いといわれています。原因としては、男性ホルモンがこうした現象を遅らせるように働き、女性ホルモンは早めるように働くためであることがわかっています。

健常児でも、男の子のほうが女の子より言葉の発達などが遅くなりがちです。いわゆる「おくて」は男の子に多く、おしゃまな女の子が多いのはそのせいです。また、仮死状態や未熟児で生まれたり、生後すぐに重症の黄疸になったり、母親が妊娠中毒症になったりといった妊娠・出産前後のトラブルについても、生理学的に男の子のほうが脳の中枢神経のダメージを受けやすく、女の子は影響を受けにくいといわれています。

親が拒否反応を示す「障害」という言葉

子どもの発達障害が見過ごされやすい理由の一つに、親が子どもの障害を否認するということが挙げられます。この否認の背景には、「障害」という言葉が持つマイナス・イメージもあるように思います。

そもそも障害者の「害」という字には「妨げる、じゃまをする、さしさわる」といった意味があり、漢字から受けるイメージも否定的なものがあります。「障害」という言葉を聞いただけで、社会から拒絶されたような気持ちになるのかもしれません。

一方、アメリカでは、近年、障害者を「チャレンジド」と呼び、「神から使命や課題、あるいはチャンスを与えられた人」として前向きにとらえるようになっています。その根底には、「すべての人間には、生まれながらにして自分の課題に向き合う力が与えられている。その課題が大きければ大きいほど、向き合う力もたくさん与えられている」という哲学が息づいています。おそらくキリスト教の影響なのでしょう。

残念ながら、日本ではまだ「かわいそうな人」「気の毒な人」「何もできない人」というイメージが一般的です。できれば、そんなレッテルは貼られたくないというのが、発達障害の子を持つ親の心境ではないでしょうか。それゆえに「うちの子どもは普通だ」と、発達障害であることを否認するのです。

実は、私はADHDやアスペルガー症候群などを含む発達障害の名称に強い違和感を持っています。たとえば、ADHDは1987年に米国精神医学会が作成した診断基準DSM－Ⅲ－Rに初めて登場した医学用語ですが、英語の「ディスオーダー」を「障害」と訳してしまったのが、誤解を招く原因になったのだと思います。本来は「ある行動や日常生活を行ううえで多少ハンディがあるもの」といった意味合いで使われる表現なのです。「障害」と訳したことで、誤解や偏見を生むことになったのではないでしょうか。

また、発達障害は、行動面や社会性、学習・認知機能、運動機能など、さまざまな発達の側面が未熟またはアンバランスなのであり、一つの側面のみに遅れが生じるわけではありません。

このような理由から、私は「発達アンバランス症候群」と呼ぶのがふさわしいと思っています。したがって、学会や研究会のたびに、ADHDやアスペルガー症候群などを「発達アンバランス症候群」として紹介しています。しかしながら、本書では便宜上、すでに一般的になっている「発達障害」と記述しています。

なぜ親は発達障害の子どもを認めようとしないのか

発達障害のなかでも、ADHD、LD、アスペルガー症候群などは軽度発達障害と呼ばれます。「軽度」といっても、障害が軽いという意味ではありません。知的レベルに問題がないか、あっても軽度である場合をさしています。誤解を生みやすいため、最近ではあまり使われなくなっていますが、本書では便宜上、この名称を使います。

軽度発達障害の子どもの割合は、統計により異なりますが、ADHDやLDの場合、15歳未満の子ども人口の6〜12％、アスペルガー症候群の場合、1・2〜1・5％存在しています。つまり、子ども人口の1割前後が軽度発達障害なのです。

軽度発達障害で問題になるのは、これだけ多く存在するにもかかわらず、親や教師など周りの大人が、子どもの発達障害に気づかないことです。知的レベルにほとんど問題がないため、障害があるとは思われず、見過ごされがちなのです。

また、これまで発達障害といえば、知能に遅れのある知的障害や低機能自閉症のイメージが強く、ＡＤＨＤやアスペルガー症候群のように、成績のよい子どもがいるとは考えられていなかったということもあります。

学習や認知の発達に遅れがなく、テストの成績がよかったとしても、社会性の発達が未熟であれば、クラスの子どもと協力し合って課題に取り組んだり、一緒に遊んだりすることができません。これまで書いてきたように、子どもの発達にはさまざまな側面があり、一面的ではなく、全体的に偏りがないかをみる必要があります。

ところが、実際には知的障害があるかどうかだけに目がいき、そのほかの発達の遅れは子どもの性格や家庭環境のせいにされがちです。親も教師も子どもを注意し、叱るばかりで、その背景にある発達のアンバランスに気づかないのです。あるいは、障害という言葉への拒否反応から、子どもが障害児だとは認めたくないという気持ちもあるでしょう。

これは「普通」であることが社会の規範とされ、横並び意識の強い日本ならではの現象ともいえます。それを端的に表すのが、特別支援学校・学級に通う子どもの比率です。アメリカでは、特別支援学校・学級などで個別に教育を受けている子どもの数は、子ども人口の10・4％に上りますが、日本ではわずか0・9％でしかありません。なんとアメリカの10分の1以下なのです。

アメリカ人は、障害のある子どもには特別な教育を受ける権利があると思っていますが、日本人はそれを権利とは思わず、差別と感じてしまうのです。そのため、特別な教育を受けさせたがらず、軽度発達障害の子どもの多くが一般の学校に在籍しているのです。

不登校の裏にある発達のアンバランス

文部科学省の平成20年度の調査によると、30日以上欠席した児童生徒の数は12万7000人で、全体の1・18％に当たります。前年度より2000人以上減少しているものの、義務教育を受けていない子どもがいることは憂慮すべきことです。

実は、この不登校の児童生徒のなかには、少なからず発達障害の子どもがいると予想され、児童精神科医としては歯がゆい思いをしています。実際、私の外来を訪れた不登校児171名（6〜18歳）の発達歴を調べたところ、62名（36・3％）にＡＤＨＤの既往歴が認められました。しかも、彼らについて例外なく、親も教師もＡＤＨＤにまったく気づいていませんでした。

一方、アメリカでも不登校は社会問題となっています。州によって異なりますが、1～2％はいるといわれています。数字だけ見ると、日本とアメリカの不登校児の割合はほぼ同じですが、その対応のしかたはまったく異なります。アメリカでは、不登校への対応が制度として定められているのです。そのプロセスを見てみましょう。

まず、子どもが欠席するときは必ず、親が学校に連絡するよう義務づけられ、2週間以上欠席する場合は、医師による診断書の提出が求められます。

さらに、親とスクールカウンセラー、教師らが不登校の原因とその対応について話し合います。そして、学校と家庭では対応できないと判断されたときには、専門家を紹介され、詳しい診断と治療が行われます。不登校が長期化しているのに専門家への紹介がなされない場合は、児童虐待とみなされ、親と学校長の両方に法的な罰則が適用されます。

ケースによっては、障害者教育法に基づいた個別教育プログラムによる特別支援教育や、学校を併設した児童精神科病棟への入院などが実施されます。

こうした不登校児への対応措置があるため、アメリカでは発達障害児が発見されやすく、不登校から引きこもりに移行することもありません。そもそも発達障害の子どもは不安障害やうつ状態などの二次障害（本来抱えている困難さとはまた別の、二次的な感情や行動の問題）を生じやすく、不登校になりやすいのです。この段階で発達障害がわかれば、治療と適切なサポートによって問題行動は大幅に改善されるはずです。

ところが、日本では、不登校になっても、無理に登校はさせないという傾向があり、その一部が引きこもりになってしまうことがあります。実際、20～30代で80万～120万人もの引きこもりがいるといわれ、日本でも不登校への適切な対応が必要だと痛感します。それはまた、発達障害の子どもを発見することにもつながるのです。

勉強ができても、発達障害の可能性はある

自閉症スペクトラム障害のうち、自閉症は社会性や対人スキルなどに障害を持ち、その多くはＩＱ70以下の知的障害をともないますが、なかには知的レベルに問題のない子どももいます。アスペルガー症候群は、自閉症と同じ症状を持ちながら、知的障害をともなわず、ＩＱが85以上ある場合をいいます。

一方、ＡＤＨＤは、落ち着きがなく、集中力に欠けるといった障害がありますが、知的

障害はありません。LDも、読み・書き・計算などの特定の分野に困難を生じますが、知的障害があるわけではありません。

このように、ADHD、LD、アスペルガー症候群などの軽度発達障害は知的レベルに問題がなく、見た目も普通の子どもと変わりません。そのため、障害が見過ごされがちです。人付き合いがうまくいかなかったり、じっとしていられなかったり、忘れ物が多かったり、突然、怒り出すことが多かったりしても、親も周囲の大人も「ちょっと困った子」と受け流すことが多いようです。

彼らは程度の差はあれ、健常児と同じように進級したり、進学したりします。親にしてみれば、多少おかしいなと思っても、勉強さえできればなんとかなると思っています。しかし、勉強ができる発達障害児は大勢いるのです。とくに、アスペルガー症候群やADHDの子どもは、障害に気づかないまま小中高校時代を過ごしてしまいます。

そうした子どもたちがいま、大学生となり、さまざまな問題に直面しています。「履修計画がつくれない」「レポートが出せない」「卒論で自分の考えを書けない」「ほかの学生と一緒に実験ができない」といった悩みを抱える学生が増えているのです。

高校までは時間割や教室が決まっていますが、大学生になると、自分で履修計画を立て、授業のたびに教室を移動しなければなりません。自由度が高くなる大学では、それまであまり目立たなかった発達障害が表面に現れ、学生生活を困難にさせてしまうのです。こうした状況を受け、大学のなかには発達障害者への支援に取り組むところも現れています。

ちなみに、日本学生支援機構の２００７年度の調査によると、大学で学ぶ障害者の割合は、大学院や通信制を含め０・１６％、そのうち発達障害者は約３％に上ります。この調査は、発達障害の診断書のある学生を対象としたものですから、実際にはかなりの数の発達障害者がいると思われます。

大学での取り組みも急を要する課題ですが、子どものうちに親が発達障害を発見し、治療と適切なサポートを受けさせることが重要なのは言うまでもありません。

叱れば叱るほど、二次障害を起こしやすくなる

ＡＤＨＤ、ＬＤ、アスペルガー症候群などの軽度発達障害の子どもは、見た目が健常児と変わらないため、その言動をとがめられることが多くなります。

「どうして、そんなこともできないの？」

「遅刻や忘れ物が多いのは、だらしないからだ」

毎日のように、そんな言葉で叱られていたら、子どもはどうなるでしょうか。やる気を失い、自分に自信が持てなくなります。

「どうせ、何をやってもダメなんだ」

そう思い込んでしまいます。自己評価が低くなり、無気力になったり、暴力的になったりします。それらがひどくなると、学校でのいじめや不登校、自律神経失調症、うつ状態、チックや爪かみなどの習癖、睡眠障害などの二次障害を引き起こし、ときには性非行や非行に及ぶこともあります。

また、発達障害の子どもは、前頭葉の報酬系（A－10神経系）の機能が弱く、ドーパミンという神経伝達物質も不足しています。そのため脳のストレス耐性が低く、教師に叱られたり、クラスメートにからかわれたりしただけで、パニックを起こしてしまいます。

世の中には、親がアルコール依存症で暴力が絶えず、悲惨な環境で育っても、なんとか踏ん張って耐え、心に傷を残すこともなく社会に適応できる人もいます。こういう人は、生まれつき脳が健康で、ストレスに強いのです。

しかし、もともとストレスに弱い発達障害の子どもが、親や教師から怒鳴られたり、きつく叱られたりすれば、大人が想像する以上のダメージを受けてしまいます。子どもによかれと思ってしたことが、かえってマイナスの要因になってしまい、二次障害を引き起こすきっかけになりかねません。

それを示すような調査があります。

京都の宇治少年院（2008年3月に閉鎖）で、2000年から2004年までの5年間に入所した少年のうち、とくに非行のひどい240人について調べたところ、85％にADHD、60％にLDが認められたのです。

もちろん、発達障害だけが原因で非行に走るわけではありません。その背景には、家庭での虐待やいじめ、貧困などの問題もありました。つまり、ストレスに弱いにもかかわらず、障害の特性ゆえに親や教師から叱責されたり、学校でいじめられたりと、理不尽な扱いを受けて自暴自棄になってしまったのです。

こうした少年たちに対して、宇治少年院では「ソーシャル・スキル・トレーニング」を実施しました。これは、さまざまな場面を想定して、相手を思いやる方法や、その場に即した自己主張の方法などを身につけさせる訓練です。

また、保護者に対しては、ADHDやLDの特性を理解して子どもへの対応のしかたを学ぶ「ペアレント・トレーニング」、親子間のコミュニケーションの改善を図る「親子ワークショップ」を行いました。その結果、子どもたちに大きな変化が現れ、出所後の再犯率が驚くほど低下するという成果を得られたのです。

ＡＤＨＤやＬＤなどの軽度発達障害への理解と、それにふさわしい教育があれば、不登校やうつなどの二次障害を引き起こす危険性は低くなります。親や周囲の大人が発達障害を受け入れ、見守ることが大切なのです。

なぜいま、かつてないほど発達障害の子どもが増えているのか

アメリカのトリビューン紙によると、カリフォルニア州の調査で、自閉症やアスペルガー症候群などの発達に障害のある子どもの数が１９９０年と比べると、この20年間で６〜７倍も増えていると報告されています。

日本では発達障害への取り組みが遅れていることもあり、どの程度増えているか、正確な数字は出ていませんが、36年前から発達障害の治療に取り組んでいる私の目から見ても、その数が増えていることは確かです。なかでも、軽度発達障害であるＡＤＨＤやアスペルガー症候群が激増しています。

最近の報道でも、障害児が学ぶ全国の特別支援学校で教室が足りなくなり、倉庫を教室

にしたり、1教室をカーテンで2つに仕切ったりしていると報じられています。その理由として、発達障害などで入学する子どもが増えたことが挙げられています。

文部科学省のまとめでは、2009年の公立特別支援学校の在籍者は約11万3000人で、10年間で約2万8000人増えています。また、2008年の調査では、全国の公立966校の2万9008学級に対し、教室不足数は2797にも上り、1割の学級が急ごしらえの教室で学んでいることになります。

このことは、いままで見過ごされてきた発達障害のある子どもが、目に見える形で現れてきた証拠ともいえます。それだけ増えてきているということでしょう。一般の学校では対応しきれなくなっているのです。

とはいえ、本来、発達障害のある子どもが特別支援学校で学ぶことは、小児うつや不登校、いじめなどの二次障害を防ぐだけでなく、その子の能力を伸ばす意味でも、大いに歓迎すべきことです。

では、なぜ、これほどまでに発達障害が増えているのでしょうか。いくつかの要因について詳しくみてみましょう。

遺伝的要因の可能性は高い

発達障害のなかでもＡＤＨＤやアスペルガー症候群、自閉症は、遺伝的な要因が高いことがわかっています。

たとえば、発達障害の双生児の研究では、遺伝情報の異なる二卵性双生児と、基本的に同じ遺伝情報を持つ一卵性双生児を比べると、一卵性双生児のほうが同じ発達障害になる確率が非常に高く、とくに自閉症の場合、一致率は80～90％にも上ります。私の臨床経験でも、ＡＤＨＤの子どもや大人の50％以上の親族（とくに両親）にＡＤＨＤが認められます。

また、ＡＤＨＤ、アスペルガー症候群は、遺伝的、生物学的に重複する部分が多いことが知られています。たとえば、両親や兄弟がＡＤＨＤの場合、別の兄弟も高い確立でアスペルガー症候群であることが指摘されています。

このように発達障害と遺伝には深いつながりがありますが、親や兄弟が発達障害だからといって、必ずしも発達障害になるわけではありません。あくまでも「障害の持ちやすさ」が遺伝しているのであり、複数の遺伝子といくつかの環境要因が重なることで発症すると考えられています。

これを多遺伝子（複合要因）仮説といい、近年になってADHDやアスペルガー症候群が増加しているのは、複数の遺伝子といくつかの環境要因の相互作用によるものではないかと考えられています。

妊娠・出産前後のアルコールやタバコが原因となることも

妊娠中のウイルス感染（インフルエンザ、麻疹、風疹など）、妊娠中毒症、未熟児、仮死状態での出生、重症黄疸、脳炎・脳髄膜炎、転倒などによる頭部の打撲、極度の栄養障害などが発達障害をもたらすこともあるといわれています。

なかでもADHDは妊娠・出産時の異常との関連が高く、とくに1000グラム未満の未熟児の子どもに多くみられるとカナダやイギリスの研究者が報告しています。

日本では、国立特殊教育総合研究所の原仁氏（現・横浜市中部地域療育センター所長）らが未熟児92人を調べたところ、ADHDと診断された子どもが13名（14・1％）、ADHDの部分症状を持つ子どもが20名（21・7％）いたと報告しています。そのうち知能検査でLDのパターンを示したのは64・5％でした。未熟児がADHDやLDを生じやすいのは、脳全体に小さな出血を無数に起こすためと考えられています。

また、村上氏らが180名のADHD・LDを合併している子どもを調べたところ、仮死状態による出生が25％にも上ったと報告しています。私がこれまでに行った調査でも、64名のADHDをともなうLD児のうち、仮死状態による出生、重症黄疸、未熟児などが28名に認められました。仮死状態での出生の場合、脳血流量が低下し、部分的に低酸素状態になると、グルタミン酸という神経毒が放出されて障害が生じると考えられます。

とくに近年注目されているのが、妊娠中の喫煙、アルコール摂取との関連性です。バークレーらの調査によると、20名のADHD児の母親の妊娠中の喫煙量は、健常児の子どもの母親の2倍以上だったと報告しています。また、妊娠中だけでなく、生後のタバコの煙（副流煙）もADHDの発症率を上げることがわかっています。さらに、アルコール依存症の女性から生まれた子どもは、多動や不注意などの症状を示しやすいとも報告しています。

日本でも、若い女性の喫煙率と飲酒率が増加しており、タバコとアルコールがADHDの発症を増やしていることは確かです。また、いわゆる「できちゃった婚」で、妊娠したことを知らずにタバコやアルコールを摂取していたという女性も多く、それもまたADHD児の増加を押し上げている要因といえます。

環境汚染が関係している場合もある

近年、重金属（水銀、鉛など）や環境ホルモン、たとえばＰＣＢ（毒性の高い化合物）やダイオキシンなどによる環境汚染と発達障害との関連が指摘されています。ある研究では、生後３〜６カ月の間に母親が鉛の影響を受けると、その子どもに多動と不注意の症状が現れやすいと報告されています。

また、妊娠中の環境ホルモンの汚染とＡＤＨＤ、キレる子どもとの関連性も注目されています。環境ホルモンとは、動物や人間の体内でホルモンと類似した作用をもたらす化学物質のことで、オスでは精子数の減少、精巣や前立腺のガン、メスでは子宮内膜症、子宮・乳房・卵巣・膣などのガンを発生させます。

最近の動物実験によると、環境ホルモンは胎盤などを通り抜けて胎児の脳内に入り込むことが確認され、低体重や多動、攻撃性などがみられたと報告されています。

人間と環境ホルモンとの関連性については、アメリカ五大湖と台湾における調査が報告されています。アメリカのジェイコブソンらが１９８０年から81年にかけて、ヘソの緒の血液中のＰＣＢレベルを測定したところ、五大湖のＰＣＢ汚染魚を食べた母親とその子どもたち２４２名に、神経系の障害があることがわかったのです。その子どもの多くは体重が少なく、頭囲が小さい、言葉の発達が遅い、知能指数が低いなどの障害がみられたほか、運動神経障害もあり、刺激への反応が鈍く、てんかん発作も観察されました。

また、日本ではかつてPCBが食用油に混入したカネミ油症事件がありましたが、1978年から79年にかけて台湾でも、これと同じ原因によって似たような症状を示す人が多数発見されました。台湾の調査チームが1985年から92年にかけて、カネミ油症患者から生まれた子ども118名を対象に調査したところ、明らかに知能指数が低く、運動機能にも障害が見られ、多動的で不注意な傾向がみられました。

環境ホルモン汚染については一時期ほど報じられなくなりましたが、工業薬品やプラスチック原料、農薬などに広く使われており、その影響が心配されます。

不規則な生活が症状を悪化させる

発達障害を増加させている環境要因として、現代人のライフスタイルの乱れも影響しています。たとえば、発達障害の遺伝子を持った子どもが、不規則で偏った食事や睡眠リズムの乱れ、過度のテレビやゲームなどにさらされると、その症状を悪化させることがわかっています。それぞれの要因について説明しましょう。

①食生活の乱れ（食物アレルギー・食品添加物・低血糖）

上村菊郎医師の古典的研究によると、ＬＤをともなったＡＤＨＤ児にアトピー性皮膚炎、気管支喘息、アレルギー性鼻炎などの診断を受けたケースが高い確率で認められ、食習慣と発達障害との関連性について指摘しています。

近年では、水上治医師が、ある種の食品添加物やビタミンＢ複合体（ビタミンB_1、B_2、B_3、B_6など）の不足とミネラル（とくに亜鉛、マグネシウム、カルシウム、カリウムなど）の欠乏が、肝臓だけでなく、脳の中枢神経系の発達を妨げ、不注意や多動、衝動性、攻撃性などを悪化させると報告しています。

また、『その食事ではキレる子になる』の著者、鈴木雅子教授によると、清涼飲料水のガブ飲み、インスタント食品の摂《と》りすぎによるビタミンやミネラルの不足、朝食抜きによる低血糖などが、子どもの集中力低下、落ち着きのなさ、イライラしがちでキレやすい傾向、ボーッとしてやる気のない無気力傾向などを悪化させる要因になると指摘しています。

私の臨床経験でも、食事の著しいアンバランスや食品添加物（食品加工物）の摂りすぎは、発達障害を悪化させる傾向があります。

さらに最近では、必須脂肪酸と発達障害との関連も指摘されています。神経細胞を包む細胞膜は脂肪酸でできていますが、脂肪酸が不足すると、神経細胞が生まれ変われなくなってしまうため、神経系がダメージから回復することができず、さまざまな病気になってしまうといわれています。

必須脂肪酸にはオメガ3脂肪酸とオメガ6脂肪酸の2つがありますが、いずれも体内では合成できず、食物から摂る必要があります。オメガ3脂肪酸は、玄米類や魚介類、海藻類、豆類などに豊富で、オメガ6脂肪酸は、植物の種や穀物、穀物の飼料で育てられた家畜に多く含まれています。

健康を維持するためには、この2つの必須脂肪酸をバランスよく摂取する必要があります。しかし、現代の日本人は食事が西洋化し、オメガ6脂肪酸を多く含む穀物や肉を食べることが多く、オメガ3脂肪酸が不足しがちです。油で揚げたものやスナック類、ファーストフードなどを食べる機会の多い子どもは、さらにその傾向が強まってしまいます。

オメガ6脂肪酸を多く摂りすぎると、細胞神経の生まれ変わりにマイナスに働き、発達障害を悪化させるだけでなく、認知症やうつ病、統合失調症などにも悪い影響を及ぼすといわれています。

オメガ6脂肪酸が多いメニューは「オカアサ（ン）ヤスメ　ハハ　キトク」と覚え、摂りすぎないよう気をつけるといいでしょう。上から、オムレツ、カレーライス、アイスクリーム、サンドイッチ、焼きそば、スパゲティ、目玉焼き、ハンバーグ、ハムエッグ、ギョーザ、トースト、クリームシチューとなります。いずれも子どもが好きなものばかりですが、なるべく控え、魚料理や豆類を使った料理などをよく食べさせるようにしましょう。

また、最近、気になるのが、子どもが朝食を抜くことです。そして、朝食代わりに菓子パンを食べたり甘いジュースを飲んだりします。空腹時の血糖値が低い状態のときに糖分を摂ると、急激に血糖値が上がってしまい、それを下げるために過剰にインスリンが分泌《ぶんぴつ》されます。すると、低血糖（反応性低血糖症）になってしまい、ＡＤＨＤに似た多動的な行動を悪化させることがわかっています。アメリカのガイドラインによると、低血糖は神経過敏やイライラ、キレやすさ、無気力、記憶障害を招くと警告しています。

②睡眠覚醒リズムの乱れ

ＡＤＨＤや自閉症は睡眠・覚醒リズムが乱れやすく、日中に居眠りをするなど過眠傾向にあることがわかっています。それに加えて、生活のリズムが崩れると、その症状を悪化させてしまいます。

たとえば、夜寝るのが遅くなり、睡眠時間が少ないと、翌日、多動や衝動性が高じ、いつも以上にイライラしたり、不機嫌になったり、パニックを起こしたりします。

NHK放送文化研究所の国民生活時間調査報告書によると、深夜（零時〜零時15分）になっても起きている国民の割合は、1960年には全人口の2・5%だったものが、1990年には10%に増加しています。とくに16〜20歳の若者では30%にも上ります。2005年の調査報告でも、1960年には8時間以上あった睡眠時間が、いまでは1時間も減少し、国民の半数以上が毎日午後11時以降に就寝しています。

こうした大人のライフスタイルは、一緒に暮らす子どもにも影響を及ぼしています。それは、日本小児保健協会の「平成12年度 幼児健康度調査報告書」でも明らかです。それによると、午後10時以降に就寝する子どもの割合は、1歳6カ月児の場合、1980年には25%だったものが、2000年には55%に達しています。2歳以降の子どもの場合も、同様に20年間で倍以上に増加しています。

このように子どもの睡眠時間が年々減ってきていますが、睡眠には疲労回復だけでなく、成長や発達に必要なホルモンの分泌という重要な役割があり、その影響は計り知れないものがあります。

たとえば、成長ホルモンは体の修復機能や免疫機能に関与しています。風邪を引いたとき、ぐっすり眠ると治ったりするのは、成長ホルモンが細胞の傷んだところを修復してくれるからです。

また、メラトニンにも免疫機能がありますが、もう一つの作用として睡眠覚醒リズムの調整があります。メラトニンは、太陽光線を浴びて14時間から16時間後に分泌されますが、これが睡眠覚醒リズムの調整を行っているのです。

もともと発達障害の子どもは健常児よりも睡眠効率が悪いわけですから、夜に十分な睡眠をとらなければ、症状が悪化してしまいます。

それだけ睡眠は重要だということですが、それを端的に示している事例があります。

重度の自閉症、知的障害、そのほかの脳障害の人たちが入所する福島県の太陽の国病院で、不規則な睡眠覚醒リズムを示す障害児・者に対して睡眠薬を投与し、朝起きたときに太陽光線を浴びさせて30分の散歩を実施したところ、夜しっかりと眠るようになったそうです。

また、異食症（食べ物以外のものを食べる）や自傷行為、他人への攻撃、夜中に歩き回る徘徊などの問題行動も激減したと報告されています。

③テレビやゲームへの過度の集中

川崎医科大の片岡直樹名誉教授は、著書『テレビ・ビデオが子どもの心を破壊している！』のなかで、テレビやビデオを長時間見ることが子どもの自閉症やADHDの症状を悪化させると指摘しています。

また、日本小児科学会も、健常児であっても幼児期や小学生時代にテレビやビデオを長時間見続けると、言語や社会性の発達、認知能力、注意力・集中力の発達に遅れが生じると警告を発しています。

たとえば、1999年の学会では、日立家庭教育研究所の土谷みち子氏（現・関東学院大学教授）が、1日4時間以上テレビやビデオを見ている子どもは全体の27％に上り、ほかの子どもと比較すると、突然かんしゃくを起こす、話しかけても視線が合わない、友だちと遊べない、言葉がしゃべれないなどの情緒・コミュニケーションの問題があったと発表しています。

最近では、「ゲーム脳」という言葉も聞かれるようになっています。日本大学文理学部の森昭雄教授は、米国神経科学会の発表で、小学生の頃から1日2〜7時間ゲームに没頭していた10人の大学生の脳波を調べたところ、β波よりα波のほうが活発で、認知症と同じ波形を示したと報告しています。健常な成人では、α波よりβ波のほうが活発になるのが普通なので、これは「ゲーム脳」ともいうべき異常な状態です。

「ゲーム脳」の特徴として、森教授は、注意力が低い、物忘れがひどい、思考力や判断力が乏しい、自己中心的で理性や羞恥心に欠ける、キレやすく暴力的、無気力・無関心になりやすい、言葉によるコミュニケーションが少なくなり、創造性と学習能力が低下すると指摘しています。

これらの特徴は、ADHDやアスペルガー症候群と似ており、発達障害という疾患を持っていなくても、脳の機能低下を助長することを示しています。

つまり、発達障害を持った子どもが、テレビやゲームにのめり込んで夜更かしすれば、睡眠時間が減って症状を悪化させるだけでなく、脳の活動低下をも引き起こすことになるのです。

虐待・ネグレクトと発達障害は「ニワトリとタマゴの関係」

近年、体罰によって幼い子どもの命が失われるなど、児童虐待のニュースを見聞きすることが多くなっています。平成21年度の児童虐待相談の件数は4万4211件で、前年度に比べ1547件も増加。そのうち身体的虐待は1万7371件、育児放棄は1万5185件となっています。

これらは氷山の一角で、その陰にはかなりの被虐待児がいることが予想され、虐待による心身への影響が懸念されます。実際、被虐待児の臨床に詳しい杉山登志郎医師は、幼児期の虐待や育児放棄によっても発達障害と類似した症状を示すことがあり、これを「第四の発達障害」として提唱しています。

幼児期に親から虐待や育児放棄を受けると、次第に虐待に抵抗する意欲を失い、その状態を受け入れるようになります。こうした症状を「被虐待児症候群」といい、思春期以降になっても感情や社会性の発達が損なわれ、心の成長に深刻な歪みを生じます。さらに、人格が入れ替わる多重人格障害、うつ病、過食・拒食症、パーソナリティ障害、性非行、非行、アルコールや薬物などへの依存といった精神障害を引き起こしやすくなります。

こうした症状は、近年、複雑型PTSDと呼ばれ、注目されています。

通常のPTSDは、急性の強いストレスによって引き起こされることがわかっています。たとえば、戦争や災害、犯罪被害などの悲惨なトラウマ体験の後に、フラッシュバック（トラウマになった記憶が突然、鮮明に思い出されること）や無気力、睡眠障害などを示します。ベトナム戦争に従軍したアメリカ兵が本国に戻った後、精神障害を発症するケースが驚くほど多数に上ったことで、その名が知られるようになりました。

一方、複雑型PTSDは、虐待やいじめなど、長期間にわたり繰り返されるストレスにより生じます。

幼児期に虐待や育児放棄を経験すると心身の成長が阻害され、さまざまな症状を示しますが、そのことを明らかにしたのが、ルーマニアの「チャウシェスクの子どもたち」の存在でした。

東欧のルーマニアは、1965年から1989年までチャウシェスク独裁政権下にあり、労働力を増やすため避妊と中絶を禁止し、女性は4人以上子どもを産むよう強制されました。その結果、政権の崩壊後、生活の苦しさから子どもの養育を放棄する親が続出し、大量のストリートチルドレンが生まれたのです。

その後、一部の子どもたちは西欧諸国に養子として迎えられましたが、イギリスとカナダの里親に引き取られた子どもたちの追跡調査をしたところ、165例のうち21例（12・7％）に自閉症の症状が認められたのです。日本での自閉症の発症率は150人に1人（0・7％）ですから、いかに高い確率で発症しているかがわかります。

彼らの検査所見を調べたところ、脳の一部（大脳辺縁系）が萎縮《いしゅく》しており、親から放棄された期間が長いほど、はっきりとした萎縮が認められました。つまり、親の虐待や育児放棄が自閉症を発症させ、脳の萎縮まで引き起こすことがわかったのです。

私の研究でも、子どものいる大人のADHD51例のうち25例（49・0％）に、子どもへの虐待や育児放棄が認められました。一方、前出の杉山医師らは、被虐待児575名のうち54％に発達障害があったと報告しています。

このように、虐待と発達障害には何らかの因果関係があることがわかってきましたが、虐待や育児放棄があったから発達障害を発症したのか、発達障害があるから虐待や育児放棄を受けやすいのかは、まさに「ニワトリとタマゴ」の関係といえます。

実際、発達障害の子どもは育てにくく、親が子育てに悩んだ挙げ句、虐待に至るケースもあるのです。

発達障害は克服できる

発達障害が知られるようになったのは、つい最近のことで、治療によって症状が軽減されることを知らない親はとても多いようです。しかし、実際には治療を開始することで症状が軽くなったり、問題行動が減ったりしていきます。しかも、年齢が低ければ低いほど、治療の効果は高くなります。

なぜなら、生まれたばかりの赤ちゃんの脳には、優れた修復機能があることがわかっているからです。詳しく説明しましょう。

まず、新生児から3歳児までの脳で何が起こっているかというと、神経細胞がどんどん伸び、他の神経とつながって脳全体に張り巡らされていきます。それはほぼ5歳で完成されますが、その後は無数の神経のうち、使用される神経は残され、使用されない神経は消滅していきます。これが終わるのが、だいたい10歳くらいといわれています。

こうした現象が起こっている幼児の脳には未完成ゆえの柔軟性があり、一つの細胞が壊れても別の細胞を使って修復するという機能を持っています。これは、事故があって車が通れなくなっても、別の道を迂回すれば目的地に着けるようなものです。

そのため、3歳以前であれば、脳の言語中枢に大きなダメージを受けても、言語の修復がほぼ可能となります。

しかし、このような機能は5歳ぐらいで失われていき、10歳を過ぎると成人と変わらなくなってしまいます。つまり、10歳ぐらいまでに身につけた言語やジェスチャーなどの非言語能力が、その後の人生の土台となっていくのです。

このような脳の形成過程をみれば、発達障害の子どもの幼児期から小学校低学年にかけての適切な治療が、いかに大切かがわかると思います。

とくに、神経経路のダメージが大きい重度の発達障害の場合には、できるだけ早い時期からの治療が重要になります。幼稚園に入るくらいから適切な治療を受けられれば、小学校に入ってからの苦労は激減するでしょう。

なかでも、ADHDやアスペルガー症候群には、薬を使った薬物療法が劇的な効果を発揮します。これは欧米の専門家や臨床医の間では常識となっていることですが、脳の機能を補う物質を投与することで、かなりの問題行動が軽減されるのです。

まずは早めに受診して診断を受け、積極的に治療に臨む姿勢が大切だといえるでしょう。

かたくなに認めない親にはどう対応するか

私の病院には約700人近い発達障害の子どもが治療に来ていますが、親が自分から進んで受診することはまれです。ほとんどが学校の教師に「発達障害の疑いがありますから、病院に行ってください」と言われ、しぶしぶやってきます。

私の前でも「うちの子どもは普通だが、学校がうるさいから、しかたなく来た」という態度になりがちです。

そこで、私はどうして学校から受診するように言われたのか、その理由を詳しく尋ねます。すると、「物を盗んだ」「同級生をたたいた」「女の子の胸を触った」などの行為があり、相手の子どもの親が抗議したことがわかります。

それに対して私は、「それは大変でしたね。親御さんもいろいろと心配ですね」と親の苦労をねぎらい、警戒心を解きます。発達障害の子どもの親というのは、教師や周囲の親などに頭を下げることが多いですから、私が話を聞くだけでもホッとした表情をします。

とくに母親の負担は大きく、子どもの面倒をみるだけでなく、夫や義父母から「おまえの育て方が悪い」などと文句を言われたりします。家庭のなかでも理解者がいないとなると、その苦労は並大抵ではありません。精神的に追い詰められ、抑うつ的になったり、イライラしたりして育児放棄や虐待に至るケースもあります。実際、うつ傾向にある母親もいて、そういう場合は、母親のカルテを作成してカウンセリングをしたり、軽い抗うつ剤を処方したりします。

このように初診では親の話をじっくり聞き、かたくなになっている心を解きほぐしていきます。そうやって「うちの子に障害はない」という親の否認を解いていくのです。するとと、次第に親も協力的になり、治療を受け入れるようになります。

診察の場面では、子どものことだけでなく、親自身や祖父母のことも聞きます。なぜなら、発達障害には遺伝的な要因があり、母親が「そういえば、夫も整理整頓が苦手で、カッとなりやすい」「夫が家族に暴力をふるう」「義父も暴力的だった」などと話すことがあるからです。

問診のほかに、子どもの脳波検査や知能検査なども行い、発達障害について説明します。初診でこれだけのことをやりますから、診察に1時間から1時間半ぐらい、検査を含めて半日以上かかります。そうすると、どの親も最後には「よくわかりました」と理解し、納得してくれます。

それでも子どもの障害を認めず、治療を拒む親はいます。その場合は、次のような言葉をかけます。

「あなたのお子さんはＡＤＨＤです。このごろ、不登校が長期化しています。このままだと、引きこもりになる可能性があります。将来、20歳、30歳になって社会に適応できなかったら、だれが最終的な責任を取るのでしょう？　たとえ、親が『子どもはもう成人したから責任を持てない』と主張しても、何か問題を起こしたら、福祉事務所も警察も保健所も、親に連絡してきます。そうなったら、どうしますか？」

そう言うと、たいていの親は障害を認め、治療に前向きになります。

これまで書いてきたように、親が子どもの障害を認め、早めに治療を開始するかどうかで、その子の成長の度合いが大きく異なってきます。

そして、子どもの発達障害が見過ごされたまま小学校に入学すると、学校の教師がさまざまな問題に直面することになります。

次章では、学校現場で教師が出会う発達障害の子どもの親への対応についてお話しします。

第二章　なぜ発達障害の子どもは親から見過ごされやすいのか

モンスターペアレントに悩む幼稚園や小・中学校の教師たち

「子どもをいじめた生徒を退学させろ！」
「担任の教え方が悪くて成績が下がった。どうしてくれる？」
「子どもが親の言うことを聞かないのは、先生の指導が悪いからだ」

いま、このような理不尽なクレームを連発し、教師を追い詰めるモンスターペアレントが増えています。その結果、教師がうつ病になり、休職したり、退職に至ったりするケースも少なくありません。

２００９年度の文部科学省の調査では、うつ病などの精神疾患で休職した公立小・中学校、高校、中等教育学校、特別支援学校の教職員は５４５８人で、過去最高となっています。精神疾患での休職者は93年度から増加し始め、17年連続で増えています。その結果、人数は20年前の５倍に達しています。

増加した理由について、文部科学省は「保護者や地域住民の要望の多様化、長時間労働、複雑化する生徒指導など、さまざまな要因が重なっている」とみています。確かにいくつかの理由がありますが、なかでも「保護者や地域住民の要望の多様化」というのが近年、目立っているように思います。

私の実感としても、モンスターペアレントの対応に悩み、食欲不振、不眠、抑うつ、集中力低下など、典型的なうつ症状で診察に訪れる教師が増えています。もちろん、教師の対応のまずさ、指導力不足といった問題もありますが、子どもの親が一方的に電話口で怒鳴ったり、学校に文句を言いに来たりするなど、その言動は常軌を逸しています。

トラブルの内容はさまざまですが、共通するのは極端に自己中心的であるということです。心の底から自分の正当性を信じ、「私の言うことが絶対正しい。まちがっているのは相手のほうだ」と思っています。そこには客観性や論理性はありません。ですから、モンスターペアレントの抗議に理屈で対応しても、「自分の言うことを無視した」とさらに怒り、火に油を注ぐことになってしまいます。

こうしたモンスターペアレントは、30代、40代の親に当たりますが、その世代の特徴として、学校への不信感やコミュニケーション能力の低さ、忍耐力のなさ、感情表現の未熟さなどがみられます。だれもがモンスターペアレントになりかねない要素を持っているといえますが、なかでも極端にキレやすい親がいるのは確かです。

後述しますが、モンスターペアレントのなかには発達障害が隠れている場合があります。

私は学校の教師とも連携をとっていますが、話を聞くと、明らかに発達障害だと思われるモンスターペアレントがいるのです。その場合は、理性で対応しても解決できないので、発達障害の特性を知り、それに即した対応が求められます。

「発達障害の可能性」を口にできない教師たち

文部科学省が平成14年に行った全国実態調査によると、普通クラスに在籍する児童・生徒のなかで、知的発達に遅れはないものの、学習面や行動面で著しい困難を示し、ADHD、LD、アスペルガー症候群などの可能性があるため特別な教育的支援が必要な子どもの割合は6・3%でした。特別な教育支援が必要な生徒が、普通クラスに1人か2人はいるということです。

最近の傾向として、発達障害のない一般の子どもでも、他者への配慮や気配りの希薄さ、コミュニケーション能力の乏しさ、キレやすさ、忍耐力のなさなどが目立ちます。そうした状況のなかで、クラスに発達障害の子どもが1人でもいたら、授業が成り立たなくなってしまいます。

たとえば、ADHD傾向のある子どもが落ち着きなく騒ぎ始めると、簡単にほかの子どもたちに広がり、収拾がつかなくなってしまうのです。いわゆる学級崩壊ですが、こうなると教師ひとりでは対応するのがむずかしくなります。

教師としては、その子の親に学校での様子を伝えて、医療機関への受診や発達障害に即したサポートをしてほしいと願いますが、モンスターペアレントの存在などがあり、軽々しく言葉にできないのが現状です。

第一章でも、親が子どもの障害を否認するという話を書きましたが、親自身が困っている場合や、子どもの問題に気づいている場合を除いては、話の糸口をつかむのがむずかしいのです。ストレートに「あなたのお子さんは発達障害かもしれません」などと言ったら、どんな親でも驚き、まず否認するでしょう。

発達障害の子どもの親というのは、周囲の人から子どものことで注意されたり、「しつけがなっていない」といった目で見られたりしやすく、だれの話も聞きたくないと心を閉ざしていることが多いのです。そのため、教師の話し方やちょっとした態度にも過剰反応し、攻撃的になることもあります。

とくに、親自身が発達障害の傾向がある場合には、余計に感情的になりやすく、ストレートな物言いは禁物です。教師は親の性格などを見極めて、慎重の上にも慎重を重ねて対応する必要があるのです。

「言動が非常識すぎる」親は発達障害の可能性あり

ある小学校の教師は、モンスターペアレントへの対応がうまくいかず、仕事も手につかなくなって休職しました。診断はうつ病です。同僚教師からの信頼も厚い、まじめな先生でしたが、「話せばわかる」と思ってモンスターペアレントに対応した結果、どんどん深みにはまってしまったようです。

そもそもの始まりは、子どもの風邪でした。心配性で過干渉ぎみだった母親から「学校での様子が心配だから、先生の携帯のメールアドレスを教えてほしい」と頼まれたのです。「申し訳ないが、それは規則でできない」とやんわり断ると、今度は父親から学校に電話がかかってきて「うちの子どもの具合が悪いから頼んでいるのに、メールアドレスぐらい教えてくれたっていいだろう。子どもに何かあったら、どうしてくれる？　責任を取ってくれるのか！」と、大声で怒鳴られたのです。

「悪気があって、お断りしたのではありません」と説明すると、父親は余計に感情的になり、「俺をバカにするのか！　おまえのようなやつは即刻クビだ！」と、怒りは増すばかり。散々怒鳴りまくった挙げ句、ガチャンと電話を切ったそうです。

それからは、何か気に入らないことがあると電話口で怒鳴られるようになり、「おまえは無能だ。そんな人間が子どもの教育ができるのか？　教育委員会に訴えてやる！」と脅すようになりました。最初は冷静に対応していた教師も、電話が鳴る度にビクッとし、仕事が手につかなくなってしまったのです。

あとでわかったことですが、その父親にはアルコールの問題があり、ときどき妻や子どもに手を上げることもあったそうです。

こうしたモンスターペアレントの暴言やキレやすさの背景には、発達障害が隠れていることがあります。正確な統計を取ったわけではありませんが、その割合は少なくないと思います。

この父親の場合、診察したわけではないので、確かな診断はつけられませんが、短気でキレやすく、感情や衝動性のコントロールができないことや、相手の立場で考えたり、気持ちを察したりすることができない対人スキルの低さがあることから、ＡＤＨＤやアスペルガー症候群などの軽度発達障害が疑われます。

また、この父親の場合はアルコール依存症でしたが、発達障害の大人は、さまざまな依存症を引き起こしやすいことが知られています。

依存の対象は人により異なり、アルコール依存、薬物依存、タバコ依存、カフェイン依存などの「物質依存」、過食症、ギャンブル依存、買い物依存、セックス依存、自傷行為依存などの「行為依存」、恋愛依存、夫婦間暴力などの「人間関係依存」があります。

いずれの場合も、依存の背景には、自己評価や自尊心、ストレス耐性の低さがあり、感情も不安定なため、心の不安を解消しようとアルコールやタバコ、ギャンブルなどに逃避・依存しやすいのだと考えられています。

発達障害を見逃したまま、治療も適切なサポートも受けずに大人になると、こうした依存症を持ちやすくなるほか、うつ病や不安障害、パーソナリティ障害、反社会的な行動などを合併しやすくなります。これらは本人にとっても負担になりますが、家族や周りの人間とトラブルを起こす原因にもなります。

発達障害を持つモンスターペアレントの特徴とは

発達障害を持つモンスターペアレントといっても、一人ひとりの症状が異なるため、ひとまとめにして語ることはできません。ここでは、大人の発達障害に多いＡＤＨＤとアスペルガー症候群を中心に、その特徴について記述します。

①ADHDのモンスターペアレントにみられる特徴

子どもの症状と同じ多動・不注意・衝動性の傾向がありますが、大人になると全身の多動は目立たなくなります。その代わり、気ぜわしくソワソワしたり、用もないのにウロウロしたり、座っていても足を組み替えたり、指を動かしたり、貧乏揺すりをしたりします。早口で一方的にしゃべるのもADHDの特徴といえます。チックや爪かみ、抜毛癖といった習癖がみられることもあります。

不注意の傾向として、気が散りやすく、集中力が続きません。ときどきボーッとして話を聞いていないことがあります。その一方で、自分の言いたいことは一方的に話します。

片づけや整理整頓ができない、忘れ物が多い、お金や時間の管理ができない、書類や帳簿のミスが多いといった特性があるほか、やるべきことに手をつけず、先延ばしにする傾向があります。そのため、最終的に「あれもしなければ、これもしなければ」とパニックに陥ったりします。

疲労や睡眠不足によっても集中力が低下し、仕事ができる日もあれば、まったくできないという日もあります。会議中でも居眠りをすることがあります。

こうした傾向から、「やる気のないダメなやつ」「怠け者」といったレッテルを貼られやすく、自尊心が傷ついて自己評価が下がり、うつ病や依存症などの合併症を引き起こすこともあります。

モンスターペアレントになりやすい発達障害者は、職場での人間関係がうまくいかず、仕事でもミスしやすいため、日頃からストレスを抱えやすい傾向があります。そのため、ちょっとしたことでカッとなりやすく、学校の教師に暴言を吐いたりするのです。

また、不注意の傾向がある一方で、自分の興味・関心のあることには集中力を発揮し、時間を忘れてのめり込みます。

衝動性もまたADHDの特徴で、思いつきや気分でパッと決断して実行します。教師とトラブルを起こしやすいモンスターペアレントも、そのときの気分で攻撃的になり、学校との関係をこじらせたりします。さらに、人を傷つける言葉を平気で言ったかと思えば、心にもない愛想のいい言葉を投げかけることもあり、周囲にいる人間はその言動に振り回されてしまいます。

また、自閉症スペクトラム障害ほどではありませんが、対人スキルが未熟で、職場などでも孤立しやすい傾向があります。

ＡＤＨＤのモンスターペアレントが自己中心的で他人の立場を理解できないのは、基本的に自分のことで精一杯で、相手のことまで考える余裕がないことの裏返しでもあります。

②アスペルガー症候群のモンスターペアレントの特徴

アスペルガー症候群の大きな特徴は、深い人間関係を築けないことです。

ＡＤＨＤも対人スキルが低く、人間関係に不器用ですが、人と付き合いたくないとは思っていません。むしろ、人と親しくなりたいと思っています。ただ、親しくなりたくても、うまく関係を築けないのです。

これに対してアスペルガー症候群は、人と親しくなりたいという欲求がほとんどみられません。孤立しても平気で、一人で過ごしたがります。人と会話していても、視線を合わせず、身振り、手振りの身体表現がぎこちないという特徴があります。

また、人の表情や態度、身振りなどから相手の気持ちを汲み取ることや、その場の空気を読むことができず、場違いな言葉を発したり、だれかを傷つけるようなことを言ったりします。

勝ち負けにこだわり、なんでも一番になりたがります。ルールや決まりごとにこだわって融通がきかず、完璧主義で相手を批判することもあります。

知的レベルが高いアスペルガー症候群は、言葉に遅れはありませんが、コミュニケーションには独特の傾向があります。

会話をしていても、自分の言いたいことを一方的に話すだけで、会話のキャッチボールが成り立たず、同じ言葉の繰り返しや独特の言い回しをします。話し方に抑揚がなく、回りくどくて、細かいところにこだわる傾向もあります。言葉の意味を字義どおりにとらえるため、冗談やユーモアも通じません。たとえ話を本気にしたりするので、周囲の人にからかわれることもあります。

このような特性を持ったアスペルガー症候群の大人がモンスターペアレントになると、物事を額面どおりに受け取りがちで、教師の言葉尻をとらえて批判したり、抗議したりします。自分の主張を押し通すため、教師が妥協点を見いだそうとしても話し合いが平行線になってしまいがちです。

また、自分の興味ある事柄には過度に熱中し、それに関連した情報やグッズを集めたりします。なかには、サヴァン症候群といって、ある種の事柄について驚異的な記憶力を示す人もいます。また、自分なりの決まった習慣や手順、順番に強いこだわりがあり、変更や変化を嫌います。いつもと違うことがあったり、自分なりの行動ができなかったりすると、不機嫌になったりします。

アスペルガー症候群のモンスターペアレントは、自分の主張を曲げず、相手の意見に耳を傾けたりしません。その場の空気を読むことができないため、相手を傷つけるようなことを平気で言ってしまうのです。

なぜ大人になるまで発達障害に気づかれないのか

発達障害のなかでも大人に多くみられるADHDは、長い間、子ども特有の障害だと思われてきました。小児科医や児童精神科医の間でも、思春期になると、だれでもADHDの特徴である多動や不注意、衝動性は自然と改善されると考えられていたのです。

ところが、多くの研究者がADHD児を詳しく追跡調査した結果、思春期、青年期になっても、成人してからも持続する場合があることがわかりました。デンクラらの研究によると、小児期にADHDの症状を示した子どもの31～66%が、成人してもADHDの症状がみられたと報告されています。

一方、ウェイスらは、1962年から104名のADHD児の追跡調査を開始し、彼らの5年後、10年後、15年後の症状を調べています。それによると、ADHDの子どもの64％が、15年経っても、多動、不注意、衝動性などの症状のうち少なくとも一つが持続し、しかもその半数以上はかなり深刻だったと報告しています。また、彼らは一般の人と比べて最終学歴が低く、自動車事故を起こしやすい傾向があり、対人スキルや社会的能力が低かったとも報告しています。

さらに、ADHD児を10年から25年にわたって追跡調査したマヌーザ、ボーランドらの研究でも、ウェイスらと同様、最終学歴が低い、専門技術職の人が少ない、社会的地位が低い、転職の回数が多いことなどが指摘され、約50％で、落ち着きがない、そそっかしい、仕事のミスが多い、怒りっぽいといった問題点が持続していたと報告されています。

現在でこそ、発達障害への関心が高まり、学校でも特別支援教育が実施されるようになりましたが、学校教育法に盛り込まれたのは2007年のことです。成人となったADHD児はほとんどが見過ごされ、なんのサポートも受けずに成長したことになります。

しかも、ADHDの特徴は、普通の人からすると性格や個性と見なされるもので、「がんばればできる。できないのは本人のやる気と努力不足だ」という誤解を、周囲の人間がしていることもなく、本人もまたそう思い込んでいます。そのため、発達障害の可能性に思い至ることがなく、医療機関を受診することも少ないのです。

また、うつ病、アルコール・薬物依存、反社会的行動などの合併症を生じてしまうと、その背景にあるADHDの症状が覆い隠され、大人を治療対象とする精神科医の目には見えにくくなってしまいます。

私を含め、児童精神科の専門医は、患者が成人であっても、子どもの頃の病歴を聞き、ADHDの既往歴や発達歴、虐待や家庭環境などについて情報を集めますが、一般的には、そこまでの聞き取りはしません。

結局、大人になってもADHDが見過ごされてしまうのです。

子どもの治療を通して、親の発達障害が発見される

私の病院には、子どもを連れた親が数多く相談に訪れます。その際、私は子どもだけでなく、親の子ども時代の様子や祖父母のことも詳しく聞きます。なぜなら、発達障害は遺伝によることが多く、それが子どもの診断の助けにもなるからです。

しかし、たいていの親は私の質問に拒否反応を示します。一つ事例を紹介しましょう。

あるとき、8歳の男の子A君を連れて、父親と母親が受診しました。相談の内容は、A君に多動があり、授業中にじっとしていられず、教室内をウロウロと歩き回って困るというものでした。教師から「もしかして発達障害では？」と言われて、受診を決心したようです。

そこで、私が父親に子どもの頃の話を聞き始めると、落ち着いていた父親の態度が急に変わったのです。

「どうして、私のことまで話さなきゃいけないんですか？　今日は子どものことで相談にきたんですよ。私となんの関係があるんですか？」

いまにも怒りが爆発しそうな勢いです。私が説明をしようとすると、母親が次のような言葉で父親をなだめました。

「お父さん、落ち着いてください。あの本にも書いてあったでしょう？　私たちの子どもなんだから、どちらかの遺伝かもしれないって。そうでしょう？」

この夫婦は、事前に本などで発達障害の勉強をしてきたようでした。父親がカッとしたのは、頭ではわかっていても、現実としては受け入れられなかったからでしょう。母親が冷静だったことは、子どもや父親にとって非常に幸運なことでした。

冷静になった父親に子ども時代の話を聞くと、A君と同じような症状があったことがわかりました。祖父にも同じような傾向があり、いまでも落ち着きがなく、整理整頓ができず、忘れ物などが多いといいます。

「どうも息子を見ているとイライラして、つい手を上げることもあり、かわいそうなことをした。私も幼い頃、父親によく殴られていたが、どうして殴られるのか理由がわからなかった。でも、いま、そのときのことを思い出しました」

そう言うと父親は神妙な面持ちで、

「実は私自身、仕事がうまく進められなくて困っているんです。人付き合いが苦手で、トラブルはしょっちゅう起こすし、飽きっぽくて転職も何度かしています」

と話しました。父親もまた、自分にADHDの傾向があると認めたのです。

私は、彼の子どもにADHDの診断をつけるとともに、父親の治療も同時並行して行いました。その後、子どもの行動も落ち着き、父親もまたじっくりと仕事に取り組めるようになったのです。

発達障害の親は子どもの障害に気づきにくい

発達障害には遺伝的な要因が影響していることが多く、子どもが発達障害だと、その親もまた発達障害である可能性はかなり高くなります。

しかし、ほとんどの親が自分自身の障害には気づいていないため、子どもの問題行動についても「自分のしつけが悪いからだ」と思い込んでいます。また、親自身の社会性や対人スキルが低いため、感情的になりやすく、現実を受け止めることができないといった側面もあります。

こんなケースがあったので、紹介しましょう。

初診時に、母親が9歳のB君を連れてやってきました。母親の訴えによると、多動で落ち着きがなく、注意力も集中力もない、衝動的で乱暴、片づけや整理整頓ができない、忘れ物が多く、先生の言うことを聞かない、すぐにカッとなるといった症状があるということでした。典型的なADHDと診断し、薬物療法を行ったところ、多動が少なくなり、落ち着いて話を聞けるようになりました。B君の症状が明らかに改善してきたのです。

ところが、問題は父親にありました。学校の先生から「B君のことで困っています」と連絡があると、B君に向かって「何をしているんだ、ちゃんとやらないとダメじゃないか！」と怒鳴るのです。まるで瞬間湯沸かし器のようにカッとなり、罵声を浴びせます。これはもう虐待といっていいでしょう。

母親から話を聞くと、「自営で商売をしているが、従業員を叱り飛ばしたり、顔を叩いたりすることもある。私が止めても言うことを聞かない」と言います。

そこで、父親を呼び、「お父さん、お子さんを叱ったり、叩いたりするのはやめましょう。不登校や非行に走ることもありますよ」と注意しましたが、いっこうに効果はありませんでした。しかし、次の診察のとき、母親から驚くような報告があったのです。

私とのやりとりで「夫もADHDかもしれない」と気づき、B君に処方された薬を倍量にして飲ませたというのです。すると、効果てきめん。次の日から別人のように落ち着いて、妻の話をしっかり聞くようになり、従業員を叱ることも、子どもを怒鳴ることもなくなったといいます。おまけに、「車の運転もていねいになって、酒やタバコまで少なくなった」と喜んでいました。

このケースでは、典型的な親から子への遺伝がみられます。そういう場合、親も子どもと同じような衝動性を持っていますから、カッとなりやすく、手を上げることも多くなります。また、親は、まるで自分を見ているようでイライラし、腹が立つのです。これを投影性同一視といいます。

たとえば、母親から育児放棄されて育ち、泣いてもかまってもらえなかった女性は、自分の赤ちゃんがギャーッと泣くと、自分も泣きたくなる傾向にあります。子どもの頃の自分を赤ちゃんに投影して悲しくなり、落ち込んでしまうのです。

一方、健全に育った女性は、赤ちゃんが泣くと「かわいそう。どうしたんだろう?」と心配し、あやそうとします。これが正常な反応です。

ちなみに、虐待する親には、投影性同一視がよくみられます。虐待は親から子へと引き継がれやすく、自分が親から虐待されたときの感情がよみがえってしまうのです。それで、子どものちょっとした言動にいらついたり、落ち込んでうつ状態になったりします。

B君の父親も、おそらく祖父から同じように折檻《せっかん》された経験があるのでしょう。それで、カッとなってB君を叩いたりしたのだと思います。

モンスターペアレントは「機能不全家族」をつくりやすい

第一章で、発達障害は脳の機能障害であり、ストレスに対する耐性が弱いと記述しました。それは大人になっても変わりません。発達障害を持ち、身勝手な要求を突きつけるモンスターペアレントも、実はストレスに対しては過敏で、非常に傷つきやすいのです。

たとえば、感情や気分の変動が激しく、過去の失敗や挫折を思い出して腹を立てることもあれば、逆に理由もないのにウキウキして、ハイテンションになることもあります。

不安感を抱きやすく、些細なことで不機嫌になったり、怒ったり、キレたりして精神的に不安定になります。また、気になることがあると、ほかのことが手につかなくなり、家事や仕事がおろそかになることもあります。

こうした特性から家庭や職場でトラブルを起こし、会社を辞めたり、離婚に至ったりすることもあります。また、攻撃性が強い場合は、配偶者への暴力や児童虐待に走ることもあります。その結果、いわゆる機能不全家族（団らんや子育てなどが成り立たない家族）に陥ることが少なからずあります。

しかし、カッとなってキレやすい一面がある一方、かんしゃくを起こしても長続きせず、すぐに平静に戻り、何事もなかったかのようにケロッとしていることもあります。

このように発達障害の親に悪意はないのですが、その言動が激しいため、暴言や暴力を受けた人のダメージが大きくなってしまうのです。しかも、他人の気持ちを察するのが苦手なので、平然としているところがあり、そこがまた誤解を受ける原因にもなります。

ただし、非常に純真なところもあるので、褒めると素直に喜びます。相手がモンスターペアレントであっても、話をじっくり聞いて、プライドを傷つけないように気をつければ、怒りもおさまります。相手の言葉にいちいち反応していると、かえって怒りを買ってしまうので、最後まで相手の話を聞くことが対応のポイントです。

また、親に子どもの発達障害について伝えたいときは、「〇〇ちゃんは、こういうところがすばらしいです。ただ、〇〇な面があって、その部分の発達が心配ですから、一度、スクールカウンセラーに相談してみませんか」というように、やんわりと説得します。「精神科」という言葉も人によっては怒り出しますから、使うなら「心療内科」がいいでしょう。

なぜモンスターペアレントは子どもの二次障害を引き起こすのか

発達障害の子どもはストレスに弱く、不適切な対応をすると、小児うつや不登校、チックや抜毛癖などの習癖、性非行や非行などの二次障害を引き起こしてしまうことはすでに述べたとおりです。そうならないためには、障害を受け入れ、治療と適切なサポートをすることが大切です。

しかし、親に発達障害の傾向があると、なかなかうまくいきません。前述したように、怒りを爆発させ、子どもを怒鳴ったり、殴ったりしてしまいがちだからです。そうした対応は、子どもの症状を悪化させ、二次障害を引き起こすきっかけになってしまいます。

次に紹介するのは、ADHDの子どもが二次障害を引き起こしたケースです。

初診時、16歳だったC君は、幼児期から多動的で落ち着きがなく、指しゃぶりや爪かみなどの習癖もありました。小学校に入学した後も落ち着きがなく、授業中も教師の話をまったく聞かず、成績もふるいませんでした。また、遅刻も多く、毎日のように忘れ物をするため、教師から注意され、家に帰れば両親や祖父母からも叱責されたり、折檻されたりしていました。

状況が変わったのは、C君が中学2年のときです。父親が脳梗塞で入院したことをきっかけに横暴になり、「これまでずっと親に殴られてきた。今度は俺がやる番だ！」と、母親や祖父母に暴力をふるうようになったのです。高校入学後は、不良グループに誘われ、集団で街をうろついたり、万引などを繰り返し、警察に補導されたりしたこともありました。学校は遅刻、早退、無断欠席が多く、無断外泊しては友人宅で酒を飲んだり、タバコを吸ったりしていました。母親や祖父母が説教しても、まったく効き目がなく、むしろ家では帝王のように振る舞っていました。

父親は倒れるまで居酒屋を経営していましたが、日本酒が大好きで、体を壊してもやめられず、医師からアルコール依存症と診断されています。店が忙しかったため、C君の世話は母親と祖父母に任せっきりで、たまに時間があると、説教したり折檻したりしていました。両親も祖父母も、C君がADHDだとはまったく気づかず、問題行動はしつけが足りないせいだと思っていたそうです。

母親は不安が強く、心配性で、C君にあれこれと干渉し、朝も夜もガミガミと口うるさく説教し、支配的な態度で接していました。同居している祖父母も母親同様、過干渉的で支配的でした。

しかし、彼らの説教は、C君にはまったく効果がなかったのです。

私の外来には、高校の教師から紹介されて受診しました。診断はADHDと行為障害（非行）です。外来で薬物療法とカウンセリングを行い、家族と教師にはC君の障害について説明し、その対応を指導しました。

治療開始後、C君の問題行動は目に見えて減り、いまでは社会人として生活しています。

このケースの父親は、カッとなりやすく、C君によく折檻をしていたことやアルコール依存症だったことなどから、ADHDが疑われます。モンスターペアレントになりやすいタイプといえるでしょう。

C君のような発達障害の子どもには、叱ったり、叩いたりすることよりも、ありのままの姿を受け入れ、認めることのほうが症状を軽くします。叱られてばかりいると自己評価が低くなり、「自分はダメな人間だ」と自暴自棄になり、非行に走ってしまうのです。

モンスターペアレントになりやすい親は、家族に対しても感情的、暴力的になりがちです。そういう親に育てられた発達障害の子どもは、思春期に入ると反抗的になり、二次障害を引き起こしやすくなるのです。このことを、一人でも多くの親や教師に認識していただきたいと思っています。

第三章 発達障害のサインに気づく

軽度の発達障害を見逃さないで！

日本には、法律で定められた乳幼児健診があります。これには3〜4カ月健診のほか、1歳6カ月健診、3歳児健診があり、自治体によっては、6カ月健診や10カ月健診、1歳児健診、5歳児健診などもあります。

健診の内容は、1歳6カ月健診では、問診による発育・発達状況の把握、身体計測、歯科の診察、内科の診察などがあり、3歳児健診では、これに視聴覚の健診が加わります。

さらに、平成17年には、発達障害の早期発見と支援を定めた発達障害者支援法が施行され、乳幼児検診にも発達障害に関する質問項目が加わりました。ようやく国として発達障害児の早期発見に着手したわけですが、自治体によっては発達障害の専門家が少ないところもあり、対応もまちまちです。

健診時に母親から「言葉が遅い」「母親の姿を追わない」「視線が合わない」「抱かれると身体がこわばる」「意味不明なかんしゃくを起こす」「寝ない」といった相談を受けても、「この年齢ではまだわかりません」「心配しすぎ」「様子を見ましょう」などと言われることも多いようです。

しかし、発達障害の子どもは、その特性から育てにくさが目立ち、「自分の子育てに問題があるのではないか」と悩む母親も少なくありません。あるいは、ほかの子どもに比べ手がかかるため、母親が疲労困憊《こんぱい》して育児放棄したり、思うように子育てできず虐待に及んだりすることもあります。

とくにADHD、アスペルガー症候群、LDなどの軽度発達障害は、知的障害をともなわないため、しつけや親の問題とされて、発達障害が見過ごされてしまうこともあります。

ですので、もし自分の子どもに気になる点があれば、専門医のいる医療機関を受診することをおすすめします。乳幼児期に発達障害がわかれば、善悪の区別や他人を思いやること、我慢することなどを発達段階に合わせて教えることもできます。

しかし、小学校高学年、中学生と年齢が上がると、思春期と重なり、医療機関の受診を嫌がるようになってしまいます。

そうなる以前に、子どもの障害に気づくことが大切ですが、その目安として、「9歳の壁」という言葉があります。

自由な遊びが中心の幼児期や小学校低学年の頃には、発達障害かどうかの見分けがつきにくいのですが、小学校4年生になる9歳前後から、自我や社会性の低さが目立ち始めます。

たとえば、ほかの子どもと一緒に遊べない、集団行動ができない、学校のルールを守れない、といった症状が現れてくるのです。

この時期までに適切な治療と適切なサポートが行われれば、症状もかなり改善されますが、そのまま見過ごされ、叱責や注意、体罰などの不適切な対応を続けていると、二次障害を引き起こす可能性もあります。

私の経験でも、中学生や高校生になってからの治療は困難なものになります。そうならないためにも、9歳前後までに発達障害に気づくことが大切です。

そこで、次項からは、発達障害の種類別に、その特性について詳しく記述したいと思います。各障害にみられる特有のサインについても説明しますが、たとえ思い当たる症状があっても、自己判断は禁物です。まずは医療機関を受診して、専門医に相談しましょう。

それが治療と適切なサポートの第一歩となります。

ADHDの子どもの特徴とは

ADHD（注意欠陥・多動性障害）とは、不注意・多動・衝動性の3つを基本症状とする障害のことです。一見すると健常児と変わるところがなく、重度の知的障害や目立った発達障害もないのに学習の障害や行動上の問題などを示し、親や教師を困惑させてしまいます。

かつてはMBD（微細脳機能障害）と呼ばれ、1980年に米国精神医学会がつくった診断基準DSM－Ⅲで初めて登場しました。当時は注意欠陥障害（ADD）と呼ばれていましたが、1987年の診断基準DSM－Ⅲ－Rで注意欠陥・多動性障害（ADHD）と呼び方が変更され、現在に至っています。

MBDという概念が生まれる以前は、「困った子」「おかしな子」「手に負えない子」などと見なされ、なんらのサポートも受けていませんでした。日本でもADHDの存在が認められるようになったのは、つい最近のことです。ADHDが治療の対象となり、特別支援教育に組み込まれるようになったことは、ADHDの子どもにとって朗報であり、大きな進歩といえます。

ADHDにおいて、多動や衝動性、不注意などの症状が最も激しいのは、幼児期（4～5歳）から小学校の低・中学年（6～8歳）の頃です。多動は成長とともに目立たなくなりますが、大人になっても残りやすいのが、不注意と衝動性です。

図3　ADHDには3つのタイプがある

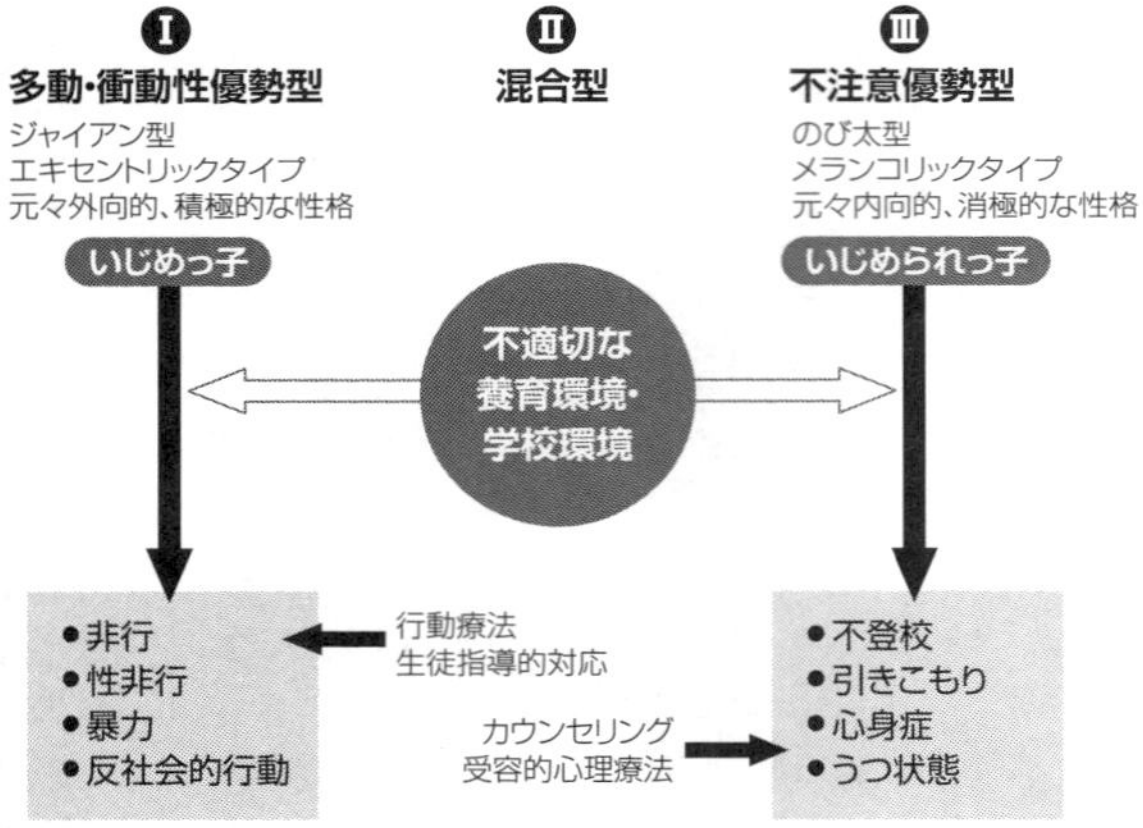

また、同じADHDでもいくつかのタイプがあります。不注意がより目立つ場合は不注意優勢型、多動・衝動性のほうが目立つ場合を多動・衝動性優勢型、その2つの症状を併せ持っている場合を混合型と呼んでいます（図3）。

それぞれの症状がマンガの『ドラえもん』に出てくるのび太とジャイアンに似ていることから、ボーッとしてグズグズしがちな不注意優勢型を「のび太型」、カッとしてキレやすい多動・衝動性優勢型を「ジャイアン型」と呼ぶこともあります。

この2人の登場人物を思い浮かべると、その違いがよくわかると思います。

「のび太型」は、イスに座って前を向いて

いても、教師の話は上の空でボーッとしています。見た目は落ち着いていて、キレやすくもありませんが、人の話を聞いておらず、注意力が散漫で、忘れ物も多く、片づけや整理整頓ができません。時間どおりに行動することや、おこづかいをきちんと管理することなどが苦手で、遅刻したり、約束をすっぽかしたりします。

アメリカでは、「のび太型」が多いADHDの女の子を「デイ・ドリーマー」（昼間から夢を見ているような人）と呼んでいますが、特徴をよく言い表しています。

一方、「ジャイアン型」は、イスに座っていても落ち着きがなく、手を動かしたり、足をブラブラさせたり、キョロキョロとよそ見をしたりします。じっとしていることができず、一方的にしゃべり続けることもあります。衝動的で怒りっぽく、よくかんしゃくを起こします。また、「のび太型」と同じく、人の話を聞いていないことも多く、忘れものや整理整頓、片づけなどが苦手です。

「ジャイアン型」の子どもは、マンガと同じように、いじめっ子になりやすく、「のび太型」の子どもは、いじめられっ子になりやすい傾向がみられます。

しかし、いずれのタイプにも共通する基本的な症状は、不注意です。

ADHDの子どもの脳は、健常児に比べて活動性が低く、きちんと機能していません。

う

そのせいで注意力や集中力が低下してしまい、目は開いていても、人の話を上の空で聞いていたり、大事な話を聞き漏らしたりするのです。

最近のSPECT検査やPET検査等では、脳の前頭葉から線状体系が十分に機能していないことが明らかとなっています。つまり、脳のある部分は半分目覚め、別の部分は眠っているような状態にあるのです。

たとえば、健常児は教室が騒がしくても、先生の話に耳を集中させて何を言っているのかを聞き取ることができます。これは、脳のフィルター機能が正常に働いていることを意味しています。つまり、自分に必要な情報だけを拾い、聞くべき音だけに集中することができるのです。それは脳が覚醒している証拠でもあります。

ところが、ADHDの子どもでは、脳のフィルター機能が働かず、すべての刺激がいっせいに脳に送られてしまいます。日常的にこうした状況にあるため、ADHDの子どもは先生の話を聞き取れなかったり、すぐに注意がそれたりするのです。先生の声も周りの騒がしい雑音も同じように聞こえてくるのですから、頭のなかでは大混乱が起こってしまいます。

また、注意力や集中力が低くなっているため、自分の興味のないものには意識を向けることができず、すぐに飽きてしまいます。その一方、興味のあることには並外れた集中力をみせることもあります。

さらに、脳の覚醒機能が低くなっているため、日中に眠くなり、授業中に居眠りすることもあります。さらに、前頭葉の機能が低下しているため、感情を自分でコントロールするのがむずかしく、思ったことをよく考えもせずに口に出したり、思いついたことをすぐに行動に移したりします。

本人に悪気はないのですが、「あの人の服装、ヘンだね」「あの人はデブでチビだね」「あの人の髪型、おかしいね」などと言ってしまい、周囲の人を傷つけてしまうこともあります。

また、チックや抜毛癖、爪かみ、貧乏揺すりといった習癖を示すこともあります。短期間に現れるチックは、母親などの過干渉、押しつけ的な養育態度による心因性のものと考えられますが、重度の慢性的なチックは脳波異常を示すことが多く、ＡＤＨＤをともないやすいことがわかっています。ＡＤＨＤがチックを示しやすいのは、脳の運動神経系の抑制システム（大脳基底核）が十分に機能していないことが考えられます。

チックが男の子に多くみられるのに対して、抜毛癖は女の子によくみられます。チックの場合と同様に、親の過干渉や押しつけ的な養育態度などが原因のひとつと考えられますが、ADHDも大きな要因となります。

なぜ、ADHDに抜毛癖が多いのかはよくわかっていませんが、母親などからの過干渉を受けやすく、ストレスが高くなるせいではないかと思われます。あるいは、爪かみと同様に「のび太型」に多くみられることから、半分眠ったような状態にある自分の脳を目覚めさせるために、無意識に刺激する行為だとも考えられます。

一般的にADHDというと、多動・衝動性・不注意といった行動面だけの問題だと思われがちですが、それだけではありません。言語の発達、認知・記憶の発達、運動機能の発達、社会性・対人関係の発達など、発達全般において遅れが出ることもあります。

また、ADHDはLDをともなうことがあります。LDは学習面において遅れが目立つ障害ですが、認知力、社会性、運動能力、言葉の発達についても遅れがあり、ADHDと類似した部分も多く見られます。

一方、ADHDの衝動性は、アスペルガー症候群の衝動性とかなり近く、専門家にとっても、ADHDとアスペルガー症候群との区別はむずかしいといえます。

ただ、ADHDやLDでは、アスペルガー症候群と異なり、人と親しくなりたいという欲求はあります。寂しがり屋が多く、友だちから認められたい、褒めてもらいたいという気持ちが強くあり、一人遊びをするよりは、友だちと一緒に遊びたいと思っています。

ところが、友だちと遊ぼうとしても、さまざまな問題行動が現れてしまい、相手から疎まれたり、無視されたり、仲間はずれにされたりしてしまうのです。そこがアスペルガー症候群との大きな違いといえます。

一般的にＡＤＨＤは、子どもの頃に適切な治療を施せば、大きな改善がみられます。しかし、障害に気づかず、思春期や青年期に不適応を起こすと、不登校や引きこもり、自律神経失調症、うつ状態、非行、性非行、暴力、反社会的行動などの二次障害を引き起こしてしまうのです。

かつて、ＡＤＨＤは子どもだけにみられる障害で、成長すれば自然と治るものと思われていました。しかし、早期に治療をしないと、大人になってもＡＤＨＤの症状が残り、社会生活に支障を来すこともあります。

子どもの頃に治療をするかどうかで、その後の人生が大きく変わってしまうのです。

私の外来に来るＡＤＨＤの子どもの場合、ほぼ１００％に近い確率で症状が改善されますが、大人になると治療がむずかしくなります。

二次障害を引き起こす前に適切な治療を開始することが非常に大事ですが、時期を逃すと取り返しのつかない事態になることもあります。そうならないためにも、早期発見・早期治療が大切といえます。

ADHDの子どもはこうして見抜く

次に乳幼児期と小学生時代にみられるADHDの子どものサインについて説明します。子どもに次のようなサインがみられたら、専門家に相談しましょう。

①乳幼児期にADHDの子どもを見抜くサインとは

一般的に幼児期の子どもは活発で運動量もありますが、ADHDの子どもはその傾向がひどく、多動で、いっときもじっとしていられず、せわしなく動き回ります。行動も乱暴で、物を壊したり、ほかの子どもの物を奪い取ったりしてトラブルを起こしがちです。また、短気でかんしゃくを起こしやすく、大声で泣いたり、わめいたりします。なかなか寝つけず、夜中に飛び起きるなど、睡眠時間も不規則な傾向があります。

さらに、言葉が遅れがちで、独り言やオウム返しが多く、人とうまく会話することができません。幼稚園などでは一人遊びが多く、みんなと一緒に遊戯をするといったことが苦手です。また、手先が不器用で、ハサミを使うことやひも結びがうまくできず、歩き方や走り方にもぎこちない動きが目立ちます。

②小学生時代にADHDの子どもを見抜くサインとは

小学校に入学すると、集団行動や規則などの決まりごとが増えるため、ADHD特有の行動が目立つようになります。

たとえば、授業中でも落ち着いて座っていることができず、いつもソワソワと身体を動かしたり、教室を歩き回ったり、ときにはどこかに飛び出してしまうこともあります。

乱暴で衝動的な行動がみられる一方、ボーッとして人の話を聞いていないこともあります。興味のあることには集中してのめり込みますが、関心がないことには注意力が低下して居眠りすることもあります。その場の空気を読んだり、相手の気持ちを察したりすることが苦手で、思ったことをすぐ口に出し、自己中心的で協調性がないと思われがちです。そのため、友人が少なく、いじめの対象になることもあります。

手や足を同時に動かすような運動が苦手で、キャッチボールやバレーボール、縄跳びなどがうまくできません。また、字を書いたり、読んだり、計算したりすることのできないLDをともなうこともあります。日常的な習癖として、チックや抜毛癖、爪かみ、貧乏揺すりなどがみられることもあります。

次に幼児期から小学生時代にかけてのADHDの子どもを見抜く主なサインを列記しましたので、参考にしてください。ただし、ここに挙げた症状すべてが当てはまるというわけではなく、いくつかの症状が重複してみられるときにADHDと診断されます。

幼児期

落ち着かず、多動がある／行動が乱暴、攻撃的／ほかの子どもとのトラブルが絶えない／一人遊びが多い／遊戯などのグループ行動ができない／言葉が遅れる／言葉の数が少ない／独り言やオウム返しばかりで会話にならない／赤ちゃん言葉が年長になるまで残る／不器用／歩き方や走り方がぎこちなく、転びやすい／ハサミの使い方やスキップがうまくできない／短気でかんしゃくを起こしやすい／些細なことで不機嫌になったり、泣いたりする／睡眠時間が不規則で夜泣きが多い／寝相が悪く、夜中に突然起きて泣き叫ぶことがあ

る（夜驚症）

小学生時代

イスにじっと座っていられない／授業中でも勝手に歩き回る／教室を抜け出る／ソワソワと落ち着かない／常に何かをいじっている／教師の話を聞くことができない／乱暴・衝動的な行動が目立つ／ボーッとして人の話を聞いていない／興味が特定のことに限られ、のめり込みがち／読む・書く・計算などの学習障害がある／左右・東西南北などの方向感覚に障害があり、方向音痴／身体の全体像をうまくつかめず、人物画を描けない／ハサミの使い方・ひもの結び方・折紙などが不得手／手先が不器用／キャッチボール、縄跳び、器械体操などが苦手／自己中心的で協調性がない／集団の規律やルールを守れない／友人が少なく、孤立しやすい／ほかの子どもとのトラブルが多い／チック、抜毛癖、貧乏揺すりなどの習癖がある

思春期・青年期にみられるADHDの子どもの二次障害とは

前述したように、ＡＤＨＤの子どもが乳幼児期や小学生の頃に適切な治療を行わないと、

思春期・青年期に二次障害がみられるようになることがあります。

つまり、幼児期や小学生の頃に親や教師などから注意や叱責、体罰などを受け続けると、大人に対する不信感が芽生え、怒りや攻撃的な感情を持ったり、自分自身の評価が低くなって劣等感を持ったりするようになるのです。

また、チックや抜毛癖などの習癖がひどくなったり、頭痛や腹痛、めまいなどの身体症状を訴えたり、うつ病などの精神疾患を発症したりすることもあります。ときには、不登校になったり、非行に走ったりする場合もあります。

これらを二次障害といい、治療が遅れると不登校から引きこもりやニートに移行したり、他人とのトラブルや犯罪を引き起こしたりすることもあります。

とくに、「のび太型」では、不登校、抑うつ、自律神経失調症などを示しやすく、「ジャイアン型」では、非行、サボり、攻撃性などがみられます。そんな事例を紹介しましょう。

ADHDから二次障害に至ったケース

典型的な「のび太型」のADHDだったY男君は、小学校低学年の頃から授業中にボーッとして、先生の話も上の空でした。注意力が散漫で、整理整頓ができず、机の上はグチャグチャ、宿題も忘れてしまいます。友人関係でもあまり協調性がないため、ほかの子と一緒に遊ぶことができず、よくからかわれていたようです。

何か言おうとしても、頭のなかで考えたことが言葉にならず、会話にならないため、いじめられても、めそめそと泣くばかり。いじめっ子にはそれがおもしろく、ますますいじめられるようになっていました。

学校の成績はというと、よくできる科目もあれば、まったくできない科目もあり、驚くほどの落差がありました。また、運動も苦手で、手先も不器用。トータルな成績はクラスの下のほうでした。

担任の教師は、Y男君のADHDにはまったく気づいておらず、彼の問題点を指摘して注意したり、叱責したりしていました。また、連絡帳に「宿題をやってこないので、困ります」「身の回りの片づけや整理整頓ができません」「授業中、質問に答えられません」「係の仕事をせず、困っています」などと書き、親に電話することもありました。

一方、Y男君の母親は心配性で不安の強いタイプ。息子のADHDには気づいていませんでした。教師からの指摘をすべてノートに記し、それをそのままY男君にぶつけ、「どうして、ちゃんとできないの?」と、叱ってばかりいました。

父親は単身赴任中でしたが、2週間に一度帰ってくると、母親からY男君についての愚痴を聞かされ、母親同様、Y男君に向かって「おまえ、やる気があるのか？　学校の先生から苦情がきてるぞ」と怒鳴りつけ、ときには体罰を与えることもありました。

Y男君は小学校高学年になると、次第にやる気を失い、まったくの無気力状態になってしまいました。中学に入ると、不登校になり、不良グループの使いっ走りのようなことをやり始め、高校に入ると、アルコールや薬物にも手を出すようになったのです。

もはや、親の言うことはいっさい聞かず、医療機関を受診する機会もないまま、現在に至っています。

このケースは、「のび太型」の子どもが適切な治療とサポートがなされなかったために、思春期に入って二次障害を引き起こした典型的なケースです。

最近の研究では、不登校児の4～6割ぐらいが、「のび太型」のADHDだといわれています。「ジャイアン型」に比べて、あまり目立たないため、見過ごされやすいのです。

近年の文部科学省の統計によると、子ども人口の6・3％がADHDやLDであるとされていますが、この数字は「ジャイアン型」のADHDを意味しており、「のび太型」を含めると、子ども人口の12・8%ぐらいになるという報告もあります。つまり、40人クラスのうち、5人はADHDの可能性があるということです。

「のび太型」のADHDは親にも教師にも見過ごされやすく、ほかの子どもと同じことができないのは本人の努力不足や親のしつけの問題だと思われがちです。そのため、親はきつく叱ったり、あれこれと干渉したりします。

その結果、子どもは自分自身に対する評価が低くなり、「自分はどうせ落ちこぼれだ」「何をやってもうまくいかない」と思い込んでしまいます。次第に劣等感や疎外感、孤立感が高まり、思春期を迎える小学校高学年から中学生の頃に、無気力状態から不登校になったり、親や周囲の大人に反抗的になったりしていくこともあります。

私は、ADHDの子どもがさまざまな不適応から不登校や非行、反社会的な行動に移行することを「ADHDの負のスパイラル現象」と名づけていますが、医学的にはDBD（破壊的行動障害）マーチとも呼ばれます（図4）。これを見ると、幼児期や小学生時代の親や教師の対応がいかに大事かがわかります。

また、ADHDの子どもの医療機関への初診年齢を見ると（図5）、多動や不注意、衝動性が目立つ小学校低学年と、不登校や家庭内暴力、引きこもり、非行などの二次障害を引

図4　ADHDにみられる負のスパイラル現象とは

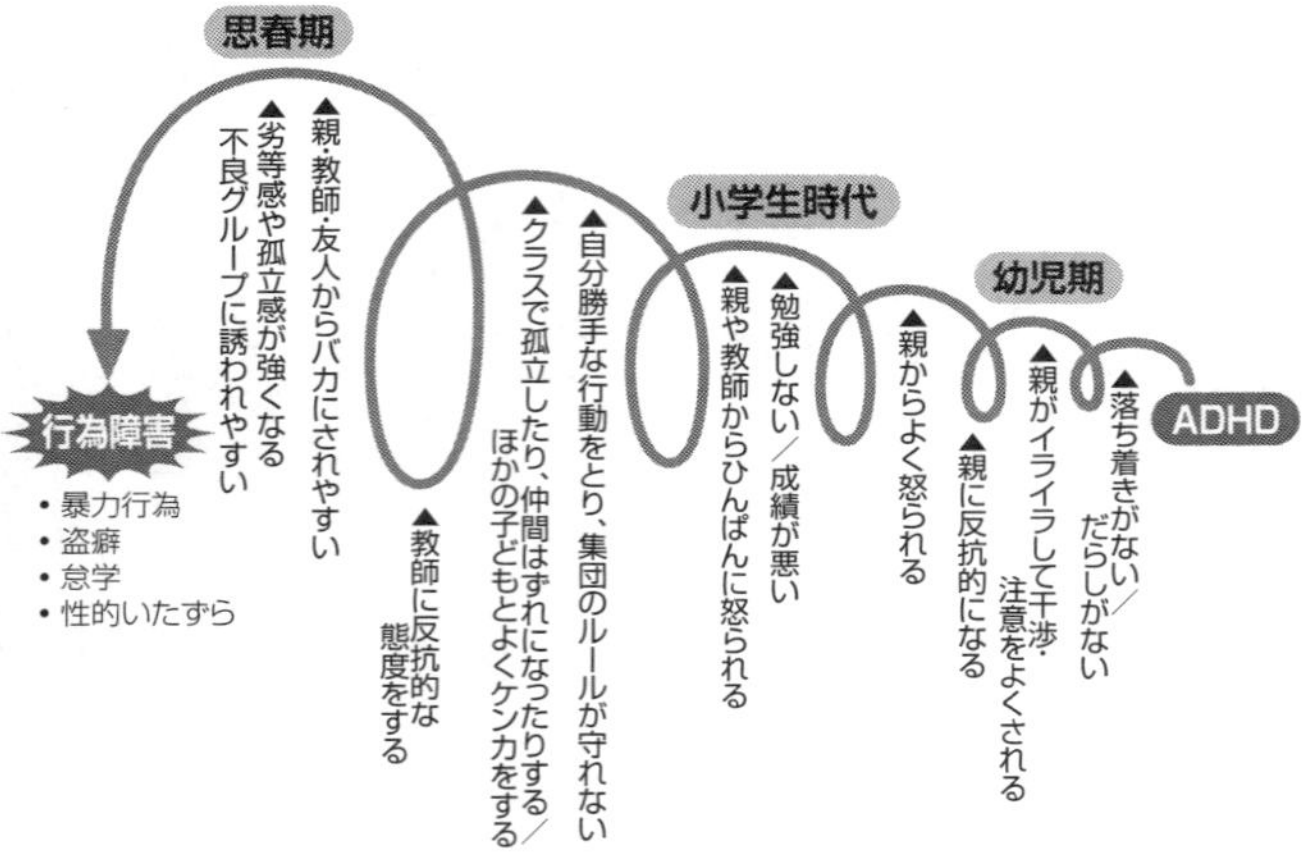

図5　ADHD児の初診年齢と症状

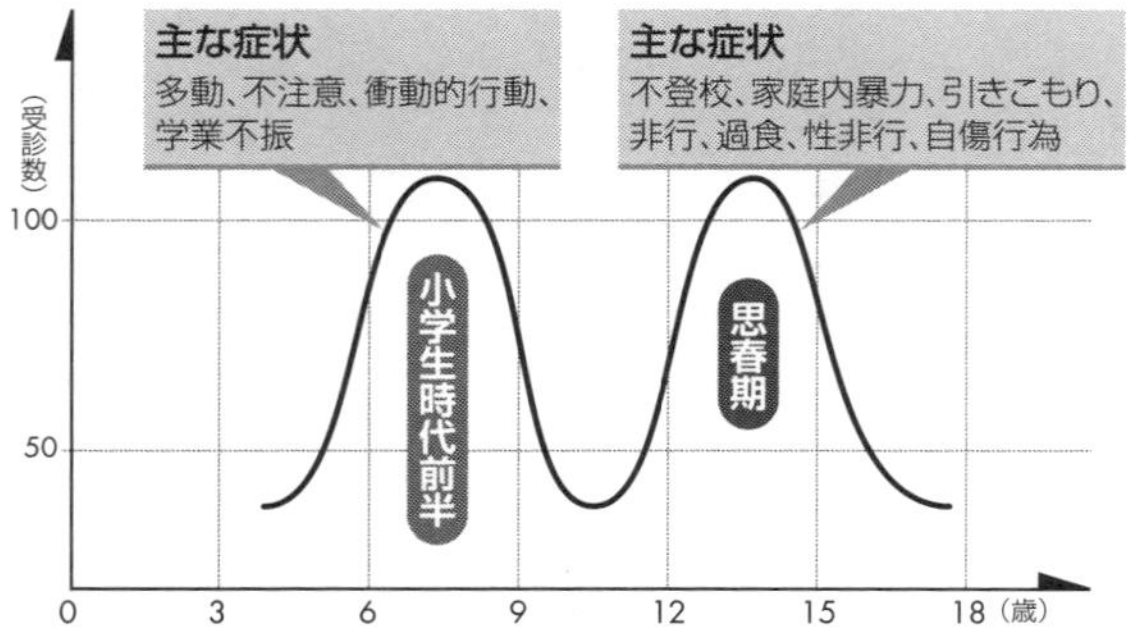

ADHD児の初診年齢は6〜9歳がもっとも多い。しかし、二次障害を示して、思春期に初診することも多い。

き起こしやすい思春期（小学校高学年、中学生）とに大きく分かれます。

小学校低学年で治療を開始すれば、症状の改善も早いのですが、二次障害を発症してからだと治療はむずかしくなります。

さらに、二次障害を引き起こすと、目の前の症状にとらわれ、その背後に隠れているADHDが見逃されやすくなります。児童精神科医であれば、幼児期からの症状を聞いて診断しますが、大人を対象とする一般の精神科医は、表面的な症状の治療にとどまってしまうからです。

二次障害を引き起こさないためにも、ADHDのサインに早く気づき、医療機関を受診することが大切です。

アスペルガー症候群の子どもの特徴とは

自閉症スペクトラム障害のなかでも、アスペルガー症候群というのは知的障害をともなわない自閉症のことで、とくにIQ85以上の場合をアスペルガー症候群と呼ぶことが多いようです。これに対し、IQ70未満の自閉症を低機能自閉症と呼びます。また、言葉の遅れをともなわないケースをアスペルガー症候群と呼ぶこともありますが、近年、このような区別はあまり意味がないとする研究者が多いようです。ちなみに、知的障害というのは、IQ70未満の場合をさします。

アスペルガー症候群の特徴として、視覚的な認知能力が非常に高く、漢字、標識、コマーシャル、道順、カレンダー、時刻表、図鑑などを、写真を撮ったように鮮明に記憶します。それは、まさに天才的ともいえます。

また、物事に対するこだわりも強く、毎日決まった行動や日課を儀式のように繰り返し、それができなかったり、変えられたりすると、強い不安に襲われ、激しく抵抗してパニックになることもあります。

社会性の障害も大きな特徴の一つで、ゲームやスポーツのルール、人との約束事、家庭・学校・社会で常識とされる決まりごとなどを守ることができません。自己中心的で他人との協調性が低く、自分の言いたいことを一方的にしゃべり、人の意見には無関心で耳を傾けないといった特性があります。そのため、言葉のキャッチボールができず、会話が成り立たなかったりします。

対人スキルも低く、一人でいても平気で、あまり友人をほしがりません。友人がいなくても、パソコンをいじったり、ゲームをしたりしていれば、それで満足なのです。だれかと一緒にいたいという欲求もあまりなく、認められたい、褒められたいという気持ちもありません。はたから見ると寂しそうに思えますが、本人にとってはなんの問題もないのです。

このように社会性や対人スキルが低く、思いやりの気持ちを持つことや、相手の立場に立って考えることが苦手です。それに加えて、衝動性があり、思いついたことをパッと口に出したり、後先を考えずに行動したりします。

こうなると、クラスメートとのトラブルを起こしやすく、いじめられたり、仲間はずれにされたりして不登校になってしまうこともあります。なかには非行などの二次障害を引き起こすこともあり、適切なサポートが必要です。

また、いつもと同じ行動や儀式ができなかったときのパニックは、自閉症のなかでも際立っています。必ず同じ物を持って歩く、毎日決まった日課を繰り返す、必ず同じ場所に物を置くなど、同じ行動を繰り返さないと落ち着かず、それができないと不安になり、大声を上げたり、物を投げたりといった激しいパニックを起こしてしまうのです。

自分の興味のあることには強くこだわり、とことん追求しますが、興味のないものにはいっさい、関心を示しません。そのギャップは天と地ほどの差があります。

不器用さも特徴的で、ハサミを使ったり、ひもを結ぶといったことができず、姿勢や歩き方にぎこちなさが目立ち、手や足などを同時に動かすようなキャッチボールや縄跳びなどが苦手です。

このようにアスペルガー症候群の子どもは、知的能力が低いわけではなく、言葉の遅れもあまりないことから、障害に気づかれずに大学まで進学することも珍しくはありません。しかし、社会に出ると、対人関係をうまく築くことができず、風変わりな言動を示すため、会社のなかで浮いた存在になりがちです。注意されたり、叱責されたりすることも多く、ストレスが高じると、うつ病などの不適応を起こすこともあります。

その一方で、周囲の人の理解に恵まれると、その特別な能力を活かしてドクターや高校教師、コンピューターエンジニアなど、専門性の高い職業に就いたりするほか、学者や研究者となり、社会的地位を得て活躍する人もいます。

これは、発達のアンバランスという特性を考えると、驚くことではありません。ある部分の能力が突出して発達しているため、専門性の高い仕事ができるということなのです。

しかし、アスペルガー症候群はほかの発達障害と重なっている部分もあるため、その診断は簡単ではありません。区別がむずかしい場合もあります。

たとえば、初めはADHDと診断されたものが、のちにアスペルガー症候群と診断名を変えることもあります。

このことは、発達障害が連続性のある障害であり、互いに関連性があることを示しているといえるでしょう。

アスペルガー症候群の子どもはこうして見抜く

次の①と②のような気になるサインに気づいたら、専門家に相談することをおすすめします。

①対人スキルが低く、うまく人間関係が築けない

その場の空気を読んで発言することができず、相手が傷ついても気にしません。たとえば、テストの点数が悪かったクラスメートに「きみ、頭が悪いんだね」と平気で口にしたり、担任の先生に「そのネクタイ、ヘンな色だね」などと言ったりします。

しかし、その言葉に悪意はなく、相手がどう思うかという発想ができないため、思ったことを口にしてしまうのです。そのせいで、学校などで「ヘンなやつ」と思われ、孤立し

がちです。

また、教師や目上の人に敬語を使うことや、「ありがとう」「すみません」といった基本的なあいさつができないため、態度が大きくて、わがままな人間だと思われがちです。社会性が低いために、普通なら成長とともに習得する社会的なルールが身についていかないのです。

②感情表現ができず、意思の疎通がむずかしい

情動的な発達が遅れているため、相手の気持ちを察することができず、自分の気持ちを表すことも苦手です。嫌なことや、ストレスを感じるようなことがあっても、自分の気持ちや状況を言葉で表現できず、だれかに伝えたり、助けを求めたりすることができません。たとえば、学校でからかわれたり、いじめられたりしても言い返すことができず、パニックになって物を投げたり、暴れたりすることもあります。その結果、親が学校に呼ばれて注意されることもあります。

また、ストレスを発散することができず、腹痛や頭痛、めまいといった身体症状が出てくることもあります。しかし、なぜ、そうなったのかに思い至ることができず、他人に訴

えることができません。それがきっかけで不登校になることもあります。

次にアスペルガー症候群の子どもを見抜く特徴的な症状を記載しましたので、参考にしてください。ただし、ここに挙げた症状すべてが当てはまるというわけではなく、いくつかの症状が重複してみられるときにアスペルガー症候群と診断されます。

人の気持ちや考えを汲むことができない／場面・状況に応じた対応がむずかしい／周囲への気配りができない／よく考えずに人を傷つけることを口にしてしまう／自分の考えや感情をうまく表現できない／からかわれたり、責められたりしても、すぐに言い返せない／感謝・反省・謝罪の気持ちを表現できない／だれかと共感することができない／思いやりの気持ちを表現できない／人に助けを求めることや断ることができない／敬語がうまく使えない／持続した人間関係を持ちにくい／友人との信頼関係を築きにくい／周囲から孤立しやすい／いじめられたり、仲間はずれにされたりする／表情やジェスチャーなどで気持ちを表すことができない

学習障害（LD）の子どもの特徴とは

ＬＤとは、文字を読んだり、書いたり、計算したりすることに支障があり、小学校入学後に学習能力上の問題が現れる障害のことをいいます。単独でＬＤが現れることは少なく、アスペルガー症候群やＡＤＨＤなど、ほかの発達障害と合併することが多いようです。

とくに、ＡＤＨＤはＬＤをともなうことが多く、調査により異なりますが、ＡＤＨＤの子どものうち20～80％とされています。なかでも「のび太型」のＡＤＨＤでは、ＬＤを高い割合で合併します。しかし、ＡＤＨＤの多動や不注意のために勉強に集中できない場合もあり、ＬＤかどうか、きちんとした診断が必要です。

また、ＬＤとひとくちにいっても、障害の現れ方はさまざまで、計算は得意なのに字が書けない、文章を読むのは苦手でも計算はできる、読むことはできるのに字が書けない、読むことも書くことも苦手といった具合に、個人差が大きいのが特徴です。

このようにＬＤにはいろいろなパターンがありますが、これらの学習障害の背景には、必ず認知や記憶の障害があります。

認知の障害とは、視力や聴覚は正常であるにもかかわらず、脳の中枢神経に障害があるため、目や耳から得た情報をうまく処理できないことをいいます。

また、記憶の障害とは、目や耳などから得られた情報を脳のなかで一時的に覚えておいたり、思い出したりする能力に障害があることをいいます。

これらの認知や記憶の障害は、すでに幼児期から存在していますが、小学校に入ると、文字が読めない、計算ができないといった場面が増え、LDの症状が次第に目立ってきます。知的な障害がないのに成績がふるわないため、親や教師から「怠けている」「やる気がない」などと叱責されやすく、発見が遅れやすい障害といえます。しかし、前述したように認知や記憶に障害があるため、文字が歪んで見えたり、字の構造が理解できず、うまく字が書けなかったりします。また、数の概念を理解するのがむずかしく、記憶にも障害があるため、足し算や引き算などの計算をするのが苦手です。

脳の機能的な障害が原因ですから、本人にやる気があっても、健常児のようには覚えることができないのです。そのため、一般的な教え方では理解することがむずかしく、障害に合わせた個別学習が必要となります。

欧米では、LDのなかでも文字が読めない読字障害が多く、人口の10〜15％にみられます。性差をみると、男の子のほうが圧倒的に多く、女の子の4倍以上にもなります。これに対して、日本ではそこまで多くはなく、人口の2〜3％といわれています。

欧米に読字障害が多い理由は、英語と日本語の言語構造の違いによるものといわれます。読字障害では一字一字の文字は読めても、まとまった単語や文が読めないことが多いのですが、日本語では、仮名の場合、一字が一音節と対応しているのに対して、英語のアルファベットは、音が一対一に対応せず、スペルもむずかしいため、混乱してしまうのです。

また、noとon、wasとsawのように、アルファベットの順番をまちがえることも多く、意味をとりちがえてしまいます。さらに、bとpとq、MとWなど、似たような形の文字は区別がつきにくく、読みにくさの原因になっているようです。

日本語のひらがなやカタカナには、こうした文字が少なく、「め」と「ぬ」や「ツ」「シ」のような例があるぐらいです。さらに、日本の漢字には一つひとつに意味を持つものが多く、仮名よりは覚えやすいという特徴があります。ただ、音読みの場合には同音異義語が多く、訓読みに比べて理解しにくいようです。

ちなみに、アメリカの俳優トム・クルーズも読字障害を持っていますが、障害児教育の勉強をした母親の養育により、障害を克服しています。

LDには読字障害・書字障害・算数障害のタイプがある

次に、字が読めない読字障害、字を書けない書字障害、計算のできない算数障害の3つの障害について説明します。

まず、読字障害では、文字を読むことができず、意味を理解するのにも苦労します。たとえば、本を読んでいるときに、どこを読んでいるのかわからなくなったり、似た文字の区別がつかなかったり、行を飛ばして読んだり、重複して読んだりします。多くは書字障害をともないます。

書字障害では、字を読んで理解することはできるのに、うまく書くことができません。ひらがな、カタカナ、漢字などの文字が反転することがあり、考えながら書くことが苦手です。また、物事の構成を理解することも苦手です。

算数障害では、数量の概念が理解できず、記憶する機能に障害があるため、数字を念頭に置いた計算ができません。そのため、小学校では、足し算や引き算、繰り上がり計算、文章問題などに支障があります。

また、次に紹介する非言語性障害をともなうこともあります。

非言語性の学習障害というのは、時間・空間・大きさ・方向・順序などの理解がむずかしいことをいいます。

たとえば、時計を読むのが苦手で、時間の概念を理解できません。方向音痴で道をまちがえやすく、距離感をうまくつかめないため、キャッチボールなどがうまくできません。また、左右の区別がつきにくく、両手の指の区別ができないこともあります。身体の全体像を理解するのもむずかしく、人物画をうまく描けません。ジェスチャーなどの身体表現の意味がわからず、そのまねをすることに支障があります。

また、LDには学習能力上の障害だけでなく、ほかの発達の側面にも障害がみられます。これは、LDがADHDやアスペルガー症候群など、ほかの発達障害と合併しやすいことを考えると理解できると思います。

たとえば、LDの子どもの半数以上は、乳幼児期に言葉の発達が遅れる傾向があります。しかし、自閉症や知的障害の場合に比べて程度は軽く、成長とともに目立たなくなるようです。

幼児期にはADHDと同じ多動・不注意・衝動性がみられますが、小学校高学年ぐらいになると改善されていきます。また、手先が不器用で、姿勢をまっすぐに保つことがむずかしく、フラフラしたりします。

さらに、社会性や対人スキルが低く、自己中心的で協調性に欠ける面もあります。学校の規則を守ることや、他人の気持ちを推し量ることがむずかしく、からかわれたり、仲間はずれにされたり、いじめられたりすることもあります。感情が不安定で、ストレスに弱く、ときに過剰に反応してパニックを起こすこともあります。

こうした特性から、親や教師などから注意や叱責、体罰などを受けやすく、ストレスが高じると、偏食や過食、夜尿症（お漏らし）、昼間遺尿症（昼間尿を漏らすこと）、遺糞症（大便を漏らすこと）、夜驚症（夜中に突然起きて叫び声を上げること）、睡眠時ミオクローヌス（足がビクビクとけいれんし、眠れない状態）、不眠、不規則な睡眠リズムなど、さまざまな問題を引き起こします。

また、適切な学習指導がなされないまま思春期に入ってしまうと、劣等感や自己嫌悪、大人への反抗心などが生まれ、不登校や非行、家庭内暴力などの二次障害を生じることもあります。

ＬＤは小学校に入学後、学習上の問題が現れて初めて障害に気づくことが多く、幼児期に発見するのはむずかしいといえます。

しかし、学習障害以外にもさまざまな発達の障害があるので、気になる症状があれば、専門家に相談してみるといいでしょう。

学習障害（LD）の子どもはこうして見抜く

次に、幼児期や小学生のLDの子どもにみられるサインについて紹介します。

①言語・コミュニケーション能力が低く、集団になじめない

社会性が未熟で、ほかの子どもと一緒に遊ぶのに苦労します。グループでお互いに協力しながら課題に取り組むといったことが苦手です。また、人とうまく会話することができず、ジェスチャーや遊戯などがうまくできません。

教師や保育士の言うことに従えず、聞き分けがないようにみえます。また、健常児に比べて舌足らずで、吃音《きつおん》をともなう場合もあります。

②認知・学習能力に障害があり、学校生活に支障がある

学校の規則や遊びのルールがわからず、電車ごっこなどの「ごっこ遊び」ができません。また、認知能力に障害があるため、指をさす動作ができず、指さしの意味も理解できません。絵を描くことも苦手で、とくに人物像をうまく描くことができません。

話しかけても視線が合わないことや、人の話を聞いていないことがあり、親や教師に注

意されたり、叱責されたりします。

③感情と行動をコントロールできない

ＡＤＨＤと類似した症状がみられ、長時間じっと座っていられず、落ち着きなく動いたり、飽きっぽく、一つのことが長続きしません。ほかの子どものじゃまをすることや、行動が乱暴で危険なまねをすることもあり、問題児のように扱われることもあります。

また、順番を待つことができず、我慢することが苦手です。自分の欲求が通らないとパニックを起こしたり、些細なことで泣きわめいたり、かんしゃくを起こしたりすることもあります。

指しゃぶり、爪かみ、チック、抜毛癖などの習癖がみられることもあります。

次にＬＤの子どもを見抜く主なサインを列記しましたので、参考にしてください。

一人遊びが多い／ほかの子どもと一緒に遊べない／人との会話ができない／ジェスチャーや遊戯のまねができない／教師や保育士の指示に従えない（聞き分けがない）／言葉が舌

足らず、または吃音がある／絵を描くのが苦手（とくに人物の全体像が描けない）／遊びのルールがわからない／電車ごっこなどの「ごっこ遊び」ができない／指さしができない／話しかけても視線が合わない／人の話をよく聞いていない／長時間座っていられない／落ち着きがない／飽きっぽく、一つのことが長続きしない／ほかの子どものじゃまをする／行動が乱暴／危険な行動をする／自分の欲求が通らないとパニックになる／順番を待てない／でしゃばる／我慢ができない／些細なことで泣きわめく／かんしゃくを起こす／指しゃぶり、爪かみ、チック、抜毛癖などの習癖がある／一つのことにこだわる傾向がある

低機能自閉症の子どもの特徴とは

低機能自閉症とは、知的障害をともなう自閉症のことをいいます。IQでいえば、70未満の場合が当てはまります。アスペルガー症候群に比べて障害の度合いが重く、乳幼児期に気づかれることが多いようです。

低機能自閉症の特徴は、ひと言でいうと、社会性の障害といえます。話しかけても視線が合わず、一人遊びがほとんどで、自分の気持ちをだれかに伝えたり、相手の気持ちを察したりするといったことができません。他人との会話が成り立たず、意思の疎通ができな

いなど、対人スキルの低さが際立っています。

一般的に、赤ちゃんは人が近づくと、相手の顔をじっと見つめ、こちらがニッコリすると、それに反応して笑ったりします。相手が母親の場合には笑い声を上げたり、母親の姿を目で追いかけたりします。ところが、自閉症の子どもにはそれがありません。母親の後追いをすることもなく、目を離すと勝手にどこかに行ってしまいます。人見知りもしません。また、自分と他人との関係を理解することがむずかしく、バイバイのまねをして手を振るときに、自分のほうに手のひらを向けて「バイバイ」します。これを逆転バイバイといい、自閉症では特徴的な動作といえます。

このような特徴を持つ自閉症は、男の子に多くみられ、社会性や対人スキルだけでなく、言語、認知、運動機能などの発達にも遅れがあります。

自閉症という概念を提唱したカナーとその後継者であるアイゼンバーグが、1956年に自閉症の診断基準を示しています。「古典的自閉症」あるいは「カナー症候群」と呼ばれているものですが、それをもとに自閉症の特徴を見てみましょう。

①他人との情緒的な関わりができない

遊びなどのルールの意味を理解できないため、集団での遊びが苦手で、遊ぶ順番を替わることやオモチャを交互に使うことができず、ほかの子どものオモチャを奪い取ったりします。また他人との情緒的な交流が苦手で、相手の気持ちを汲み取ることができません。思ったことをそのまま口にし、相手を傷つけることもありますが、悪意はないのです。

②状況や状態が変わることを嫌う

物事が変化するのに対応できず、同じ状態を保とうとします。たとえば、自分が使うコップの位置が変わっていたり、教室の座席が変わっていたりしてもパニックになります。一度パニックに陥ると、さらにこだわりが強くなる傾向があります。

③物へのこだわりが強く、動きがぎこちない

一度覚えたことは必ず守り、物に対してのこだわりは強烈なものがあります。たとえば、缶のふたや枯れ草など、特定の物に執着します。また、記憶が映像のように脳に刻まれ、こと細かなことまで描写することができます。ぎこちない動きが特徴的で、常同行動といって手をバタバタさせたり、体を前後に揺らしたり、ピョンピョン跳んだりします。

④言葉が少なく、他人には通じない独特の言葉を使う

自閉症児に必ずみられるものとして、言葉の発達の遅れがあります。独特な言葉を話したり、相手の話した言葉をオウム返しに話したりするなど、一般の人からすると違和感のある話し方をします。

これら4項目の診断基準を「古典的自閉症」あるいは「カナー症候群」と呼ぶこともあります。ここに挙げた症状は、自閉症児に必ずみられるものというわけではなく、子どもによって症状は異なります。現在は米国精神医学会の診断基準DSM－Ⅳを用いるのが一般的ですが、カナーの診断基準と大きく変わるものではありません。

ところで、健常児が年齢によって発達の度合いが変化するように、自閉症の子どもも年齢ごとに症状が変わっていきます。どのように変化していくか見てみましょう。

赤ちゃんのときには、親にもあまり抱かれたがらず、人見知りが少ないため、一見、育てやすい子どもとみられることもあります。

2歳になってもあまり身体を動かさず、話しかけてもほとんど視線が合いません。また、

自分のほしいものを言葉で表現できず、親の手をつかんで引っ張っていくという行動がみられます。ほかの子どもとの遊びには興味を示さず、一人遊びを好みます。

言葉の発達が遅く、単語を並べるだけで、「ママ、バイバイ」といった2、3語文が言えず、相手の言葉をオウム返しに話します。言語の理解力も低く、全体的に人との会話が少ないうえに、身振り手振りといった言葉以外のコミュニケーションも不得手です。

3歳頃になると、多動で落ち着きがなくなり、目が離せなくなります。普通のオモチャには目もくれず、水遊びや砂遊びのような感覚的な遊びや、ミニカーなどの機械的なオモチャを動かすことにこだわり、長時間、同じ動作を繰り返します。電車ごっこなど何かに見立ててほかの子どもと遊ぶ「ごっこ遊び」などは苦手です。

4〜5歳頃になると、毎日同じ日課を繰り返したり、歩く順番や物の並べ方にこだわったりします。また、自分の眼球を激しくつつくなど、自分で自分の身体を傷つける自傷行為を示すこともあります。

小学校に入ると、知能の発達に障害があるため、特別支援教育が必要となります。

しかし、軽症の場合は、対人関係の困難や言葉の遅れが目立たず、小学校の普通クラスに入学することもあります。その場合でも、健常児のなかに入ると、社会性が低いため、その場にそぐわないことを言ったり、ほかの子どもと協力して課題に取り組むことができず、集団の規律や約束事も守れないため、変わり者扱いされていじめに遭ったり、仲間はずれにされたりすることもあります。

自閉症児は、いじめられると過剰反応を示すことがあり、パニックになって暴れることもあります。また、不登校、頭痛や胃痛などの症状を示すなど、二次障害を引き起こすこともあります。

また、独り言やオウム返しがみられます。たとえば、「年はいくつ？」と聞くと「年、いくつ」「名前はなんていうの？」と聞くと「名前はなんていうの」というように、相手の言葉をオウム返しにします。また、その場では繰り返さないで、まったく関係のないときに突然、ある言葉を繰り返すこともあります。たとえば、授業中、その場とは関係のないCMのフレーズを口にしたりするのです。

思春期や青年期になると、性的問題やてんかん発作、赤ちゃん返りや意欲の低下、不安障害などがみられることがあります。

性的な問題は、思春期以降にみられることがあります。親や教師から最も多く訴えられるものに自慰行為（マスターベーション）があります。自閉症の子どもの多くは周囲に無関心で、羞恥心の感情も十分に育っていません。そのため、人前で平気で行ってしまうのです。自慰行為自体は思春期の自然な行為で、罪悪感を持つ必要はありませんが、人前では行わないよう教えるといいでしょう。たとえば、自慰行為をしてもいい場所（トイレや個室など）やタイミングについて覚えさせるという方法があります。

てんかん発作は、自閉症児の約20％にみられ、思春期に発作を起こすことがあります。重度の自閉症児に多く、全身けいれん発作を起こしがちです。

また、思春期に赤ちゃん返りのような状態になり、母親のおっぱいをほしがったり、ベタベタと甘えたり、お漏らしをしたりすることもあります。意欲や活動性、言語能力や知的能力も低下し、重度の知的障害に似た状態になることもあります。

そうならないためには、親や教師の働きかけが重要です。たとえば、思春期に入る前から日常生活に変化を持たせたり、ほかの子どもとの交流を図るなど、生活が単調にならないように注意します。ずっと一人にしたり、ボーッとした状態にさせないことが大切です。

自閉症児は言語の表現能力に問題があるため、ストレスや欲求不満をうまく言葉に表すことができません。そのため、嫌な状況に遭遇すると、さまざまな症状を発症しやすくなります。

たとえば、いじめや両親の離婚、家族の突然の死などをきっかけに、不登校や引きこもり、自律神経失調症、うつ状態などを示すことがあります。この場合には、対症療法として薬物療法を行うほか、親に対する養育態度の指導などを行います。

低機能自閉症の子どもを見抜くサインとしては、赤ちゃんのときにみられる特有の動作や行動があります。そのため、親も障害に気づきやすいようです。

低機能自閉症の子どもはこうして見抜く

2、3歳ぐらいまでに次の①、②のような症状がみられたら、専門家に相談するといいでしょう。

①赤ちゃんらしい表情・動作をしない

親の顔を見て微笑むことがなく、抱かれても身体を硬くして嫌がる素振りを見せます。あやしたり、話しかけたりしても反応が鈍く、視線が合わず、母親に甘える様子がありません。表情が乏しく、母親が部屋から出て行っても、泣いたりしません。睡眠時間が短く、夜泣きがひどく、昼間寝ているなど、不規則になりがちです。

②乳幼児期にみられる行動がない

伝い歩きを始める時期には母親の後追いをするのが一般的ですが、低機能自閉症の子どもにはそういった行動がみられません。バブバブ、アーアーといった幼児語も少なく、指で物を示したり、ジェスチャーで何かを訴えることもありません。知らない大人が来ても人見知りせず、ほかの赤ちゃんのようにぬいぐるみや動物などに興味を示しません。

次に乳幼児期にみられる低機能自閉症を見抜くサインを列記しましたので、参考にしてください。ただし、ここに挙げた症状すべてが当てはまるというわけではなく、いくつかの症状がみられるときに低機能自閉症と診断されます。

乳幼児期

人見知りをしない／抱かれたがらない／抱かれたときに身体をこわばらせる／表情が乏しい／あやしても笑わない／話しかけても視線が合わない／一人にされても平気／母親の後追いをしない／アーアーといった幼児語が少ない／指さしをしない／自分の興味のあるも

のがあっても親に「あれ見て」とさし示すことができない／人や動物にまったく興味を示さない／睡眠時間が短い／睡眠時間が不規則／いったん覚えた言葉が消えることがある／痛みに鈍感で痛くても泣かない

反応性愛着障害の子どもの特徴とは

３歳ぐらいになるまでに、母親からの愛情を感じられずに育った子どもは、心が正常に発達できずに、後にさまざまな症状が出てくることがあります。これを反応性愛着障害といい、発達障害ではないのですが、自閉症などの子どもと似たような症状を示します。どのような症状なのかを紹介しましょう。

赤ちゃんは、母親の胸に抱かれ、安心して過ごすことで母親に愛着を感じるようになります。この愛着は子どもの成長にとって非常に大切で、人との信頼関係や対人スキルなどを育てる土台となります。そして、このとき母親に見せる赤ちゃんの行動を愛着行動といいます。

そのひとつが定位行動というもので、母親のほうをじっと見つめ、自分から離れても、たえず、その方向に目を向けます。次に現れるのが信号行動で、母親がほかのことに気を取られたり、トイレなどに行って姿が見えなくなったり、何か不安になったときなどに、母親に向かって泣き声を上げます。さらに、歩けるようになると、母親が離れようとしたときや、だれかから抱かれて母親が遠くなったとき、母親が近くにいなくて不安になったときなどに、ハイハイをして母親を後追いしたりします。

子育て経験のある人なら、こうした愛着行動に見覚えがあるでしょう。エインズワースは、愛着行動のなかでも、母親が安全地帯として存在することが、子どもの発達には非常に重要だと述べています。

たとえば、ハイハイができるようになると、好奇心が出てきてあちこち動き回りますが、ふと母親がそばにいないことに気づくと、姿を探して駆け寄ります。そして、その胸や腕に顔をうずめて安心するのです。そうやって、母親との絆を確認しながら行動し、少し成長すると、母親の姿が見えなくてもいなくなったわけではないと理解していきます。

ところが、3歳ぐらいまでに母親から引き離されると、脳からの成長ホルモン、メラトニン、セロトニンなどの分泌が妨げられ、身体の発育が悪くなります。

また、さまざまな感染症などの病気に対する抵抗力や免疫力が弱くなり、死亡率も高くなることがわかっています。

さらに、精神的な発達にも、取り返しがつかない深刻な影響を与えてしまいます。知能が遅れたり、2〜3歳になっても言葉が増えなかったり、ほかの子どもと遊ぶことができなくなったりすることもあります。

ときには、人格が歪んで、人間としての良心や罪悪感を持てないような反社会性人格障害になり、非行や犯罪を繰り返したりします。また、愛情に飢えて人恋しくなり、思春期に何人もの異性と不純異性交遊を繰り返すケースもあります。

このように、乳幼児期の子どもと母親との関係は、その後の人格を形成するうえでも非常に重要です。この時期に、両親の不和や離婚、母親のうつ病や精神障害、アルコール依存、育児放棄などにより、母親との愛着関係を築けないと、反応性愛着障害を引き起こしてしまいます。

一方、子どもに発達障害がある場合にも、愛着行動がみられないことがあります。反応性愛着障害には、親の側の働きかけに問題がある場合と、子どもの生まれつきの障害による場合があり、愛情を持って接しているのに愛着行動がみられないときは、発達障害の可能性があります。

反応性愛着障害の子どもはこうして見抜く

母親になつかない、反応性愛着障害の子どもを見抜くサインとしては、次のようなものがあります。

①子どもらしい表情や行動がみられない

赤ちゃんは母親の顔を見て笑ったりしますが、反応性愛着障害の子どもは表情が乏しく、あやしてもあまり反応しません。また、一度泣き始めると、なかなか泣き止みません。抱いても目を合わせようとせず、身体をこわばらせたり、触れられるのを嫌がります。

多動で、落ち着きがなく、長時間同じ動作や行動を繰り返したり（頭を振り続けるなど）、壁に頭をぶつけるといった自傷行為がみられることもあります。

②ほかの子どもと遊べず、極端な行動が目立つ

幼稚園などでほかの子どもとうまく遊べず、いつもイライラしてかんしゃくを起こしたり、物を壊したり、動物や自分より弱い者をいじめたりします。また、自分のまちがいを認めず、ほかの子どものせいにしたり、人を信じようとせず、大人に対して反抗的な態度

を示したりします。その一方で、見ず知らずの大人に愛嬌を振りまいたり、まとわりついたりすることもあります。

③集中力がなく、学習障害を示すこともある

じっと座っていることができず、何かに集中することや、忍耐強く一つのことに取り組むことができません。また言葉の理解や計算などができず、学習障害を示すこともあります。

次に反応性愛着障害の子どもを見抜くサインを列記しました。ここに挙げた症状のうち、いくつか当てはまるようなら、専門家に相談してみるといいでしょう。早いうちに気づいて対処すれば、大きなダメージを受ける前に回復することができます。

表情が乏しい／同じ動作や行動を繰り返す癖がある（頻繁にベッドに頭を打ちつけるなど）／一度泣き出したらなかなか泣き止まない／かんしゃくを起こしやすい／いつもイライラしている／怒りっぽい／生活パターンが変わるとパニックを起こしやすい／動物や自

分より弱い者をいじめる／食べ物を隠してためる／過度の偏食がある／じっと座って食べられない／忍耐力や集中力が低い／人の目を見ない／自分のまちがいを人のせいにする／他人の感情を理解できない／人を信頼しない／年齢のわりに体の発達が未熟で小柄／触られるのを嫌がる／痛みに対して忍耐強い／けがをしやすい／不衛生になりがち

発達障害の女の子は月経前不機嫌性障害が重くなりやすい

小学校高学年や中学生になると、女の子は生理が始まります。一般的に女性は生理前になると精神的に不安定になりやすく、過食や偏食、頭痛や腰痛など、さまざまな症状を示すことがあります。だいたい生理が始まる10日から数日前に症状が現れ、不安感や抑うつなどを示すこともあります。

こうした症状を月経前不機嫌性障害といいますが、とくにADHDやアスペルガー症候群の女の子は症状が重くなりやすく、うつ状態を合併しやすいことがわかっています。

精神的な症状としては、わけもなく悲しくなって涙もろくなったり、イライラと怒りっぽくなったり、ちょっとしたことで親や友だちとケンカしたりします。また、集中力がなくなり、勉強にも遊びにも身が入らなくなったり、ひどくなると引きこもり状態になることもあります。

食欲や睡眠の変化も大きく、食べ物の嗜好が変わってやたらと甘いものを食べたり、眠りすぎたり、逆に不眠になることもあります。

また、身体症状としては、頭痛や頭重、腰痛、だるさ、便秘、乳房の痛みや腫れ、関節や筋肉の痛みなどがあり、顔や手足がむくむ場合もあります。

これらの症状は生理が始まって数日後には消えてしまいますが、なかには学校にも行けず、日常生活に支障を生じるほど、症状がひどくなる場合があり、発達障害を持つ女の子にとっては大きな問題となります。

最近では、月経前不機嫌性障害と犯罪との関係が指摘され、注目を集めています。ある調査研究によると、フランスでは女性の暴力犯罪の84%、万引の63%が生理前や生理中に起きていることがわかりました。アメリカや日本でも同様の報告がなされています。

また、ストレスなどの心理的な要因によっても症状が重くなることがあります。発達障害の女の子は、親や教師に叱られたり、注意されたりすることも多く、それらが原因で症状を悪化させやすいともいえるでしょう。

月経前不機嫌性障害は避けることができず、しかたのないものと見過ごされがちですが、症状を軽くするための工夫はできます。たとえば、和食を中心とするバランスの取れた食事を摂る、軽い運動を定期的に行う、カフェインや砂糖を摂りすぎない、十分な睡眠をとるといったことなどです。

こうした点に注意しても改善がみられない場合には、漢方治療で症状が軽くなることがあります。それでも症状が軽くならないときには、産婦人科や精神科を受診し、薬物療法やカウンセリングを受けるといいでしょう。

第四章　発見と治療が早ければ発達障害は克服できる！

早く気づいて対応すれば、二次障害は予防できる

第三章で書いたように、発達障害児のさまざまな症状が目立ち始めるのは、9歳前後のことです。学校という集団のなかにいると、その特性が際立ち、ルールが守れない、友だちができない、変わった言動が目立つといったことが現れてくるからです。

私の外来に来る子どものなかには、二次障害が現れてから受診するケースが多くみられます。それまでは「ちょっと変わっている」で通用していたものが、学校の先生などから「困っています。医療機関を受診してください」などと言われて、しかたなく私のもとにやってくるのです。

どんな病気でも早期発見・早期治療が功を奏しますが、発達障害も早く障害に気づいてそれを受け入れ、子どもに合った治療を行うことが大事です。

そのことを示す興味深い調査報告があります。いわき明星大学の山本佳子准教授が行った調査で、IQ70以上、10歳以上の比較的安定した軽度発達障害児とその家族、24組を対象に、本人・家族・学校・社会とどのような関わりを持っているかを調べたものです。

それによると、二次障害の少ない子どもたちの群では、78・9％が小学校低学年以前に

障害を発見されており、初診年齢も早い傾向がありました。これは、小学校高学年以降、いじめや不登校などの二次障害をきっかけに、親が子どもの障害に気づき、初診を迎えているケースとは対照的です。

また、受診したときの親の気持ちを尋ねた質問に対しては、「診断が出て、ホッと安心した」「何か違うと思っていたので、診断を聞いて安堵した」「子どもの行動を思い返すと、納得できた」という回答が多く見られ、診断を肯定的、受容的に受け止めたことがわかります。

診断を受けた後の育児姿勢についても「一生懸命、関わっていく」「診断後、親も変わろうとしている」「受診後は関わりが多くなった」「本を読みながら反省し、だんだんと口うるさく言わないようになった」「すぐに叱るのではなく、どうしたの？　と聞くようになった」など、受診・診断前より積極的な関わりをするようになっています。

こうした親の気づきや障害を受け入れる姿勢が、子どものサポートにプラスの影響を与えていることは言うまでもありません。親が子どもをあたたかく見守り育てることで、子どもの自尊心を育て、ストレスに弱い発達障害児の心を強くし、ダメージからの回復を早くするのです。

また、周囲との関係については、二次障害の少ない子どもたちの群では、94・7％が学校に対して障害をオープンにし、21％が地域に対してもオープンにしています。

一方、二次障害の多い子どもたちの群では、40％しか学校に知らせておらず、地域に対しては0％でした。

このことは、情報をオープンにしている割合が高いほど理解が得られ、二次障害を防ぐ可能性が高まることを示唆しています。ただし、地域別、小中高別などで差があり、失敗談も語られるなど、障害をオープンにするにあたっては慎重に対応する必要があります。

いずれにしても、親が子どもの障害に早く気づき、それを否認するのではなく、ありのままを受け入れることが、発達障害の子どもの二次障害を防ぐ要因となることは確かなのです。

発達障害の子どもの二次障害とは何か

ここで、二次障害にはどんなものがあるのか、もう少し詳しく紹介しましょう。

幼児期からみられる二次障害としては、チック、抜毛癖、爪かみなどの習癖、頭痛や腹痛などの自律神経失調症といった身体症状があります。

とくに、チック、抜毛癖、爪かみなどの習癖は、発達障害児によくみられる症状で、性別によっても現れ方が異なります。

男の子に多いのが、顔などの筋肉が反射的に動くチックで、これには、まばたきチック、頬しかめチック、首チック、上肢チック、腕チック、貧乏揺すりなどがあり、重症になると、「アッアッ」「ウッウッ」と声を上げる音声チックや「ゴホン、ゴホン」と咳をする咳チックを発症することもあります。また、身体的なチックと音声チックの両方をともなう場合もあり、これをトゥレット症候群といいます。

女の子の場合は、抜毛癖が多くみられます。毛髪を抜く、眉毛を抜く、人形の毛を抜く、犬の毛を抜くといった行為がみられます。

爪かみや性器いじりといった習癖もあり、一つの癖を無理にやめさせようとすると、別の癖に移行してしまうこともあります。

また、発達障害の子どもはストレスに弱いため、学校生活などで不適応を起こすと、身体症状として現れることがあります。

実際、頭痛や腹痛、吐き気などの症状で保健室を訪れる子どものなかには、発達障害の子どもが多いといわれています。彼らは「友だち関係が苦手」「クラスになじめない」「いじめられる」「先生に注意されてばかりでつらい」といったことをうまく伝えることができず、そうしたストレスが身体症状となって現れるのです。最近の心身医学会の論文発表によると、保健室に来る子どもには「のび太型」の発達障害児が多いと報告されています。

また、さまざまなストレスにより小児うつ病を発症したり、うつ状態に陥ったりすることもあります。大人であれば、「気持ちが落ち込む」「憂うつ」「不安が強くてイライラする」「無気力で仕事をする気になれない」など、自分の言葉で訴えることができます。しかし、子どもはそういった気持ちを言葉に表すことができません。とくに発達障害児はうまく話すのが苦手ですから、親や周りの大人が気づいて対応しないと見過ごされてしまいます。

症状としては、元気がなくなる、無気力、イライラ、不機嫌、怒りっぽくなるといった精神面での変化と、頭痛、腹痛などの身体の訴えがあります。

さらに、ストレスが高じると、学校に行きたがらなくなり、不登校や登校拒否を示すこともあります。3日、1週間、2週間と休んでしまうと、登校できなくなってしまうので、工夫を凝らして登校をさせるようにしましょう。たとえば、親が付き添って登校する、時間を少し遅らせて登校する、保健室などに登校するといった方法です。

不登校が続くと、昼夜逆転、子ども返り、無気力、暴力、ゲーム・インターネット依存などを引き起こしやすくなります。そうなると、生活習慣をもとに戻すのに時間がかかってしまいます。

また、ＡＤＨＤやアスペルガー症候群など、軽度発達障害の子どもを叱りすぎると、次第に反抗的・挑戦的になっていきます。これは小学校高学年ぐらいからみられる症状で、それが高じると動物や弱い者をいじめたり、万引や窃盗などの非行に走ったりすることもあります。また、攻撃性が高まり、暴力的な傾向を示します。親や教師に反抗的になったら、要注意といっていいでしょう。

また、ＡＤＨＤ↓反抗挑戦性障害（反抗的な態度）↓行為障害（非行）といった経過をたどることを「ＤＢＤマーチ」と呼び、ＡＤＨＤでも「ジャイアン型」の子どもが、非行や性非行に陥りやすい傾向があります。

軽度発達障害と犯罪との関係

軽度発達障害の子どもと二次障害についてはすでに述べましたが、最近では非行と犯罪との関連性が指摘されています。

アメリカで刑務所に入所している犯罪者を調査したところ、彼らの50〜70%にADHDとアスペルガー症候群が認められたのです。とはいっても、障害があったから犯罪に走ったのではありません。障害に気づかれず健常者と同じような扱いを受け、叱責されたり、いじめられたりしたことが原因です。

一方で、幼い頃から親が障害を認め、治療を受けた子どもたちは犯罪者になる確率が低くなります。

ところで、罪を犯して逮捕された軽度発達障害の子どもを調べると、ADHDの子どもとアスペルガー症候群の子どもとで大きな違いがあるのがわかります。ADHDの場合は集団で行動し、衝動的でカッとなって暴力をふるうことが多いのに対して、アスペルガー症候群の場合は単独でワンパターンの犯罪を繰り返す傾向があります。警察に捕まっても罪悪感や自責の念が少なく、被害者を思いやることもありません。

あるアスペルガー症候群の少年のケースを紹介しましょう。

少年は14歳のとき、駅から女性を尾行し、人気のないトンネルで女性を襲い、いきなり背後から両方の乳房をつかみました。女性が悲鳴を上げて抵抗したため、頭や腹部をけるという暴行を加えて逮捕されました。

調べに対して少年は「ヒマなので自転車でブラブラしていたら、そのうち女の人の胸を触りたくなり、実行した。うまくいくと気持ちいいので、またやりたい。胸は触りたいが、下半身には興味がない」と答えました。さらに、今回が初犯ではなく、同じような強制わいせつを11件もやっていたこともわかりました。

少年の生育歴を見ると、幼児期の発達に遅れはなかったものの、親に甘えたり、友だちと遊んだりすることもなく、一人でゲームに熱中していたそうです。中学校では無口で目立たない生徒でしたが、からかわれるとカッとなり、暴れることもありました。家では女性の裸のマンガを描き写していました。

父親は子育てに無関心で、帰宅すると自室にこもってパソコンをしていました。母親は不安が強く、過干渉気味です。「この子はもともと何を考えているのかわからない子どもだった。何をしでかすかわからず、今後が不安だ」と涙ながらに訴えました。

専門医の診察によりアスペルガー症候群と診断されましたが、母親も父親も子どもの障害には気づいていませんでした。もし、気づいて治療や適切なサポートを行っていれば、犯罪者になることはなかったかもしれません。

また、小学校の頃から小動物のいじめや万引などの非行に走る場合と、高校生になってから非行に走る場合では、高校生から非行に走る場合のほうが更正しやすいといわれています。高校時代にお酒を飲んだり、万引したり、セックスしたりしても、20歳くらいになるとバカバカしくなってやめてしまうのです。ところが、小学生の頃から非行に走ると、なぜか犯罪を繰り返すようになり、更正しにくくなるといわれています。

なぜ軽い発達障害ほど二次障害を生じやすいのか

ADHD、アスペルガー症候群、LDなどの軽度発達障害には、二次障害を起こしやすい要因がいくつかあります。これまで書いてきたことと重複する部分もありますが、まとめて記述したいと思います。

まず、一番大きな要因は、親や家族が障害を認めないということです。実は、ADHDやLD、アスペルガー症候群の子どもの約70%が、二次障害を起こしてから医療機関を受診するという調査報告があります。

低機能自閉症など、知的障害をともなうような重い発達障害の場合には、親も乳幼児期から障害に気づき、治療と適切なサポートを行います。障害の重い子どもに対して「どうして片づけられないの?」「勉強ができないの?」などと叱責したりはせず、障害を受け入れ、あるがままの子どもを認めようとします。

ところが、軽度発達障害になると、親が気づかなかったり、否認したりします。そして、「普通の子どもにしよう」と注意、叱責が多くなって子どもの自尊心を傷つけ、その結果、子どもは「どうせ自分は落ちこぼれだ」と自己評価を下げてしまうのです。

2番目の要因として、不適切な家庭環境が挙げられます。たとえば、親の暴力やアルコール依存症、夫婦仲や嫁・姑間の不和、離婚などの問題があると、子どもにとって家庭が安心して過ごせる場所ではなくなり、健常児でも精神的なダメージが大きくなります。ましてや、ストレス耐性の弱い発達障害の子どもにとって、その影響は計り知れません。

3番目の要因として、親自身が発達障害である場合です。子どもが発達障害だと、その親も発達障害だという確率は高く、その割合は7~8割に上ります。とくに、ADHDやアスペルガー症候群にその傾向がみられ、親自身の対人スキルが低かったり、感情が不安定だったりします。そのため、子どもの問題行動を許せず、感情的に子どもを叱りつけたりします。また、そういう家庭では母親がうつ状態にあることも多く、子どもの治療と同時に、母親のケアも必要となります。

4番目の要因として、ライフスタイルの乱れが挙げられます。もともと発達障害の子どもは、睡眠・覚醒リズムが乱れやすく、テレビやパソコン、ゲームなどにはまりやすい傾向があります。睡眠効率が悪いのに、夜遅くまでテレビやパソコン、ゲームなどに興じれば、ますます睡眠時間が短くなり、症状を悪化させてしまいます。

5番目の要因として、ゲーム・携帯・インターネットの問題があります。ゲームやインターネットのやりすぎは脳の前頭葉を破壊するということがわかってきています。毎日時間を決めてやる分には問題ありませんが、長時間やるようになると影響が大きくなります。

6番目の要因としては、学校でのいじめ・仲間はずれ・サポート体制の不備が挙げられます。親の目が届かない学校では、教師に協力してもらう必要がありますが、うまくいかないと症状が悪化してしまうのです。

7番目の要因として、近隣社会からの孤立や閉鎖的な社会の影響が挙げられます。親が世間体や体面を気にしていると、なかなか医療機関を受診することができません。だれかれかまわず障害をオープンにする必要はありませんが、近隣の親しい友人や同じクラスの親などに障害について説明し、協力を得られれば精神的にも大きな支えになります。

もちろん、社会全体の偏見や差別を是正する努力も必要です。周りの目を気にせず、医療機関を受診できるような社会であることが理想です。

発達障害の子どもが不登校や引きこもり、ニートになりやすいワケ

総務省統計局の労働力調査によると、15〜34歳の非労働力人口のうち、学校にも通っておらず、家事もしていない、仕事に就くための専門的な訓練も受けていない、いわゆるニートと呼ばれる人の数は、2010年平均でおよそ60万人もいます。

ともすると、「親に甘えている」「怠け者」とみられがちですが、詳しく調査したところ、そこには本人と家族の心の問題が横たわっていることがわかってきました。労働経済学専門の東京大学の玄田有史教授は、ニートの特徴として次のような共通点を挙げています。

まず、中学・高校で1年間に21日以上の欠席者が多く、高校中退や不登校も多くみられます。また、対人スキルの低さ、劣等感、将来に対する希望の喪失、無気力、社会的自立への強い不安などもありました。さらに、ニートのなかには、長期間の引きこもりやホームレスになったり、自殺をしてしまったり、うつ状態や薬物・アルコール依存に陥ったり、窃盗などの反社会的行動に及んだりする者もいたのです。

この調査報告と私の診療例や調査を併せて考えると、ニートの背景には発達障害と家庭環境という2つの要因がみえてきます。ニートにはADHDやLD、アスペルガー症候群

などの軽度発達障害者が多いだけでなく、離婚や夫婦不和、アルコール依存といった不健全な家庭環境で育った子どもが非常に多いのです。なかには、2つの問題を併せ持っている人も少なくありません。

では、なぜ、ADHD・LD・アスペルガー症候群などの軽度発達障害者がニートになりやすいのでしょうか。いくつか理由を挙げてみます。

まず、幼少期から親に叱られることが多く、何かを成し遂げるよりもミスや挫折をする体験のほうが多いため、親や教師からの評価も低く、自尊心が低くなります。劣等感を抱きやすいため、次第に無気力になり、自暴自棄に陥って家に閉じこもってしまうのです。

また、社会性や対人スキルが低いため、学校などの集団生活になじめず、クラスメートや教師との関係も悪くなりがちです。加えて、学習障害などがあると、成績も悪くなり、それが不登校のきっかけになることもあります。

感情や情動のコントロールも未熟なため、気分が不安定になりやすく、些細なことで落ち込んだり、不機嫌になったりしやすく、学校でからかわれたり、教師に注意されたりしただけで不登校になることもあります。

不安感も強く、心配性な面があるため、失敗や挫折を必要以上におそれ、行動が鈍ってしまいがちです。

また、学習障害をともなっていることも多く、授業の内容がわからなかったり、テストの結果が悪かったりすると、学校に行きたがらなくなります。一度、休み始めると、ズルズルと長期欠席に移行しやすく、そのまま引きこもってしまうこともあります。

睡眠、食事、遊び時間などが乱れていることが多く、学校に毎日通うための規則正しい生活ができにくいということがあります。それに加えて、ゲームやパソコンなどに熱中するとやめられなくなり、昼夜逆転の生活になってしまうこともあります。一度、生活リズムが崩れると、元に戻すのには時間がかかってしまいます。

さらに、興味のあることには強いこだわりを示しますが、長期的な目標を持って努力するといったことが苦手なため、将来の進路が定まらず、就職の機会を逃しやすくなります。

このように軽度発達障害者は、ニートになりやすい要素を持っているといえます。ニートになって完全に引きこもっている場合、治療や訓練は極めて困難となります。

なかには、人格障害や統合失調症などの深刻な精神障害を発症することもあるので、そうなる前に兆候に気づき、適切な手立てを講じることが求められます。

次項からは、第三章で紹介した各発達障害について、その対処法と治療法について説明

図6　ADHD・LD要因仮説

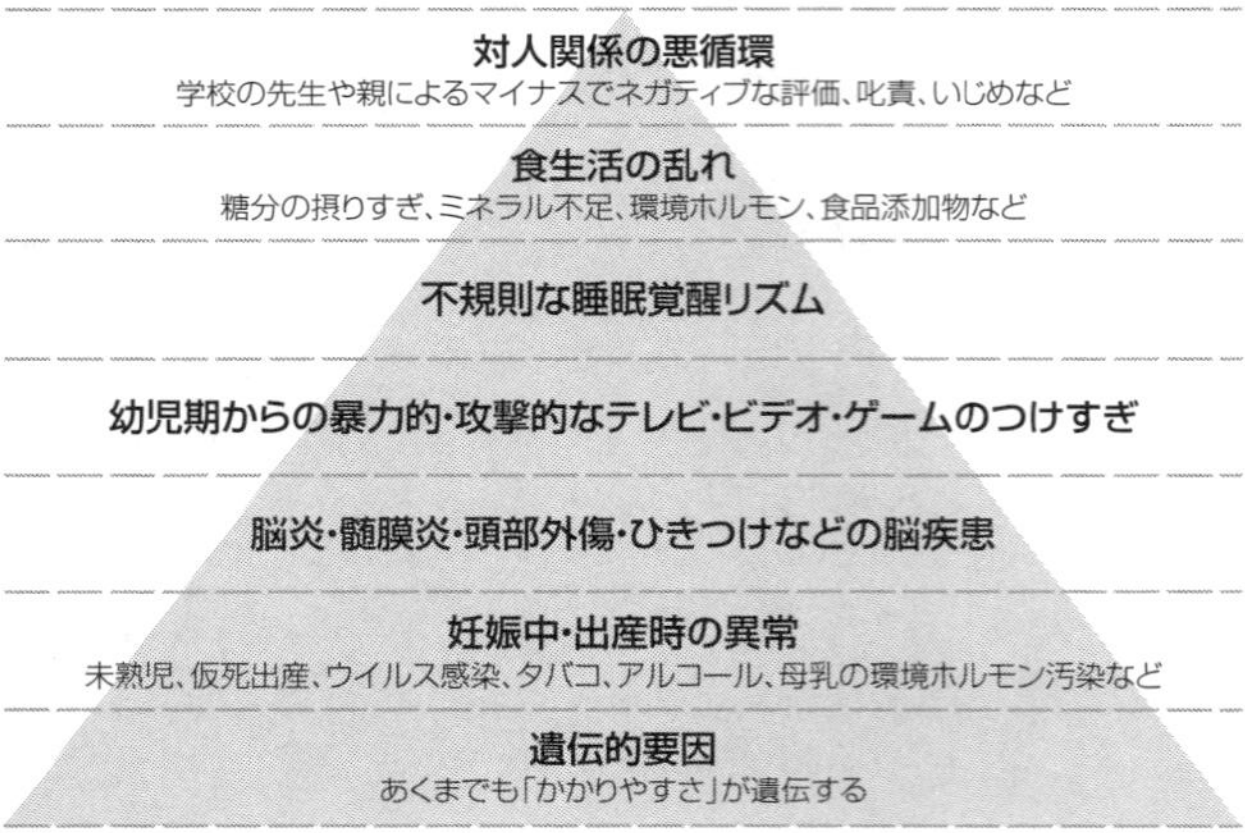

したいと思います。

ADHDの子どもの対処法・治療法

　近年、ＡＤＨＤの子どもが増加している原因として、いくつかの要因が絡んでいるという複合要因説があります（図6）。もともとＡＤＨＤには遺伝的要因があり、父親や母親、あるいは祖父母などにＡＤＨＤの傾向があることが知られています。しかも、例外なく、子どものほうが親世代より重症化しています。

　なぜ、子どもの障害が重症化してしまうのでしょうか。

　それを説明するのが、複合要因説です。さまざまな要因が複合的に絡み合い、ＡＤ

HDを重症化させているという仮説で、仮死状態での出生、未熟児、重度の妊娠中毒症、ウイルス感染などのほか、妊娠中の母親の喫煙やアルコール摂取、乳幼児期からのテレビ・ビデオなどの長時間にわたる視聴、睡眠覚醒リズムの乱れなどが原因と考えられます。

ADHDの遺伝的な要因をなくすことはできませんが、そのほかの要因は避けることができます。

たとえば、赤ちゃんのとき、子守代わりにテレビやビデオを見せていると、脳の発育に悪い影響を及ぼすと指摘されています。脳科学者による研究で、子どもが画面を見ているときの脳の働きを調べたところ、脳の一部がほとんど働いていないことがわかったのです。

これはゲーム脳といわれるもので、8〜9ヘルツのゆっくりとしたα波が優位の脳波になり、認知症の老人に近い脳の状態になります。思春期以降の正常な脳の持ち主なら、テレビを見たり、ゲームをやりすぎたりしても問題は少ないでしょうが、幼児期や小学校低学年の子どもの脳には悪い影響のほうが大きいのです。

最近、ADHDだけでなく、一般の子どもにも、キレやすい子、落ち着きのない子が増えているのは、テレビゲームの影響が大きいと指摘する専門家もいます。また、インターネットは引きこもりを助長させて、数カ月で重症化するともいわれています。こうしたことから、子どもが小さいうちからＩＴ教育をするというのも、脳の発達という観点からみると、百害あって一利なしという気がします。

これに対して、絵本の読み聞かせや読書は、脳の発育によい影響があるといわれていす。子どもが小さいうちは、テレビやゲームなどに触れさせるのではなく、本との触れ合いや、友だちや家族、自然との触れ合いを大切にしたいものです。

また、ライフスタイルの乱れも、ＡＤＨＤを重症化させる要因となります。昔に比べて、現代の子どもの睡眠時間は1時間以上も短くなり、その影響で、朝の不機嫌やイライラが増えています。ＡＤＨＤの子どもも睡眠時間が短いと、不注意や多動などの症状がひどくなることがわかっています。

こうしたライフスタイルの改善は、ＡＤＨＤの重症化を防ぐうえで非常に重要です。とくに乳幼児期の脳の発達には大きな影響がありますから、くれぐれもテレビをベビーシッター代わりにはしないでほしいと思います。

次に、ＡＤＨＤの子どもに対する治療・対処法について詳しく説明します。

まず、薬物療法としてメチルフェニデート（商品名はコンサータ）という薬が使われます。これはあくまで対症療法であって、障害そのものを根本から治したり、脳の機能障害を改善したりするものではありませんが、問題行動の改善には大きな効果があります。

子どもによって差があるものの、多くの場合、ＡＤＨＤの脳を目覚めさせ、集中力や注意力、記憶力を高める効果があります。その結果、多動や衝動性、攻撃性などをコントロールしやすくなり、学校や家庭での問題行動が激減します。

ただし、メチルフェニデートには副作用があり、不眠と食欲不振がみられる場合があります。不眠はメチルフェニデートの服用時間が遅い（昼以降）となりやすく、食欲不振により昼食や給食をあまり食べられなくなることがあります。

まれにチックや頭痛、けいれん発作などがみられることがあるため、チックやてんかん発作、脳波異常を示す子どもには服用を控えることもあります。この場合には、メチルフェニデートを使わず、別の薬を使用します。

日常的なサポートとしては、まず、子どもの多動や不注意などの問題行動を本人の努力不足や親のしつけ、学校の教師のせいにしないことです。あくまでも脳の機能のアンバランスによるものだと認めることが大切です。

そのうえで、「宿題や整理整頓、片づけが完璧にできなくてもしかたがない」「忘れ物があっても、きつく叱るのはやめよう」「授業中ボーッとしていても口うるさく言うのはやめ、専門家に相談しよう」と、子どものありのままを認めるようにします。

ほかの子どもと比較したり、同じレベルを求めたりせず、100%できなくても、できたところを評価して褒めてあげます。叱責はストレスを高めてしまいますが、褒め言葉はプラスに働き、やる気を起こさせます。

子どもが興奮してパニックを起こしても、親は常に冷静な態度を保ち、決して感情的に叱ってはいけません。静かな部屋に連れて行き、興奮がおさまるのを待ちます。月に1、2回は子どもとゆっくり楽しく過ごす時間をつくり、思い切り甘えさせましょう。

また、子ども自身がほかの子どもと自分を比べて劣等感などを持ちやすいので、理解できる年齢に達したら、ADHDであることを伝え、どういう特性があるのかをわかりやすく説明するといいでしょう。

障害児の親は、ともすると極端な子育てをしがちです。あれこれと世話を焼いて子どもの自立心を妨げることもあれば、子育てを放り出してなんの世話もしなくなることもあります。そうならないためには、子どもとの距離をうまくつかみ、一歩引いて見守る姿勢が大切です。とくに、養育の中心となる母親の精神状態が不安定だと、子どもに影響しやすいので、母親が安心して子どもに対応できるよう、父親がフォローすることも大切です。

また、ＡＤＨＤの子どもの能力を高める方法としては、次のようなことが挙げられます。

何かを教えるときには、問題を具体的に書き出し、目で見て理解できるようにします。リストやスケジュール表、目覚まし時計などを利用すると理解しやすくなります。

何かに取り組むときには、動機づけとして、「これができたら、○○してあげる」といったご褒美を決めると前向きに取り組んでくれます。取り組んでいる最中も、「すごいね」「きれいにできたね」「もっと、こうしてみたら？」といった意見や感想はこまめに伝えましょう。ＡＤＨＤの子どもは自分のしていることの意味がわかりにくいので、その都度、具体的に説明すると理解の手助けになります。

また、日常生活では、できるだけ本人に責任を持たせるようにします。たとえば、朝は自分で起きる、自分で学校のしたくをするといったことなどです。

こうしたサポートを行えば、ＡＤＨＤの子どもは素直なので、一生懸命に取り組み、望ましい生活態度を身につけていきます。上手に誘導することが大切です。

ＡＤＨＤは早期に発見し、治療を行えば、ほとんどの症状が改善されますが、受診が遅れると、治療がむずかしくなります。そんなケースを紹介します。

ADHDの子どもの事例

H子さんは高校生のとき、私の外来を受診しました。本人によると、「小学生の頃から家や学校で首や肩、手足が急にピクッと動いてしまう。とめようとしてもとめられず、とくに緊張した場面でそうなる。また、アッとかウッとかいう声が突然出ることもあり、ますます緊張してしまう」とのことでした。

親から教師に頼んでもらい、しばらくは教室の最後列に座っていましたが、そのうち教室に入れなくなり、保健室に登校するようになりました。また、勉強中やテレビを見ているときに自分の髪の毛を引き抜く癖も目立つようになりました。

高校生になると、対人不安や緊張が強くなり、教室など大勢の人がいる場所では、「周りの人から見られているような視線を感じ、いたたまれない」という視線恐怖を訴えるようになりました。

母親の話では、小学生の頃から多動・衝動性・不注意、不器用、簡単なことが覚えられない記憶障害などがあったそうです。LDの合併もあり、クラスメートからバカにされても言い返すことができず、登校を嫌がりましたが、母親が無理に引っ張って連れて行ったそうです。

こうした病歴から、私はＡＤＨＤとチック・トゥレット症候群、社会不安障害（視線恐怖）と診断し、薬物療法を行いました。しかし、メチルフェニデートはチックを引き起こしたり、悪化させたりすることがあるため、使用しませんでした。いまのところ、ＡＤＨＤとチック・トゥレット症候群の改善はかんばしくありません。

現在、Ｈ子さんは22歳になり、会社に通っていますが、「仕事も人間関係もうまくいかず、人としゃべるのが苦手で会話に入っていけない。休憩時間はいつも一人で、嫌みを言われても言い返せない。うまくいかないことがあると、過去の失敗を思い出して落ち込んでしまう。この頃は人の視線だけでなく、自分の体臭も気になる。お尻からガスが漏れていて、周りの人にヘンに思われている」と訴え、うつ状態もみられます。いまはＡＤＨＤのほか、うつ状態と社会不安障害の治療を行っています。

アスペルガー症候群の子どもの対処法・治療法

アスペルガー症候群の子どもは、知能が遅れていないため、健常児と同じ扱いを受け、障害を見過ごされやすい傾向があります。

低機能自閉症の場合は、３歳児健診あるいは５～６歳の就学前健診でほとんどが発見されますが、アスペルガー症候群の子どもの場合には、3歳児健診でも気づかれず、就学前健診でも見過ごされ、何か大きな問題でも起きないかぎり発見が遅れてしまうのです。

ある調査によると、中学生、高校生になってから不登校になる子どものなかには、アスペルガー症候群が多くみられると報告されています。しかも、そのなかには、医療機関で診断を受けていない子どもが多数含まれ、いじめの対象になっていると指摘されています。

不登校になる前に障害に気づき、適切な治療とサポートをすれば、その症状はかなり改善されます。

一般的な治療としては、家族への療育指導と学校での治療教育、薬物療法などを行います。

小学生時代や思春期の子どもには、社会生活技能訓練として第一章で触れたソーシャル・スキル・トレーニングを行い、社会性や対人スキルを伸ばします。こうしたトレーニングを継続して行うことにより、「友だちに対してもっと優しく接したい」「苦手な人間関係をよくしたい」といった希望を口に出すようになった例もあります。

家庭でのサポートについては、次のことに注意するといいでしょう。

小学校に入ると、子ども自身が学校での不適応やクラスメートとの関係に悩んでいることがあります。なかには、「どうして、ほかの子のようにできないんだろう」と思い詰め、うつ状態に陥ることもあります。

そうした状況のとき、身近にいる人は、「こうしたほうがいい」といったアドバイスよりも、「ありのままのあなたでいいんだよ」というメッセージを伝えてあげましょう。そうすると、自分を前向きにとらえられるようになります。

それと同時にソーシャル・スキル・トレーニングの訓練を続けていけば、相手の気持ちに共感する能力や対人スキルが高まり、感情的な交流も生まれてきます。

実際にどのようなケースがあるのか、私が外来で出会ったアスペルガー症候群の子どもの場合を紹介しましょう。

アスペルガー症候群の子どもの事例―1

アスペルガー症候群と診断された高校生の男の子I君は、小学校、中学校ともに成績はトップクラス。とくに数学の成績がよく、3ケタの計算も暗算できるほどでした。一般的に自閉症児が苦手とする応用問題や文章問題も難なくこなし、化学や物理も得意でした。

しかし、友人はできず、一人で過ごすことがほとんどでした。というのも、正義感が強くて融通がきかず、思ったことをズバズバと言ってしまい、同級生からけむたがられていたからです。

ある授業で、生徒の大半が居眠りをしていたとき、教師に向かって「先生の授業が退屈で、みんな居眠りをしています。もっと授業をおもしろくできないでしょうか」と発言。怒った教師から「そんなにつまらないなら、外に出ていなさい」と教室から追い出されたこともあります。

また、あるときには、学校のトイレでタバコを吸っていた不良グループに「高校生はタバコを吸っちゃいけないって、先生が言っていただろう。先生に言いつけるぞ」と面と向かって言ったこともあります。怒った相手に「なんだと！　もう1回言ってみろ」と詰め寄られ、殴られそうになったとき、パニックになり、興奮して教室の机やイスを窓から放り投げてしまいました。これには不良たちもびっくりし、先生が駆けつける事態となりました。

もともとの原因をつくったのは不良グループですが、ガラスも割れ、教室がメチャクチャになってしまったため、翌日、親が呼び出しを受け、厳重注意されました。

これは、アスペルガー症候群の社会性の低さを示しています。言っていることはどれもまちがいではありませんが、口に出してもいいかどうか、その場の状況を的確に判断することができないのです。

こうした判断能力は、実際の社会生活では非常に大切なもので、学生時代にはなんの問題がなくても、社会に出てから不適応を起こす場合もあります。

アスペルガー症候群の子どもの事例―2

小学3年生のF男君は、「暴力的でみんなに迷惑をかける」という理由で、担任から受診をすすめられた子どもです。

普通クラスに在籍していますが、言動が風変わりなため、からかわれたり、いたずらをされたりしていました。いじめられるとパニックを起こし、奇声をあげて暴れ、机やイスを倒すこともありました。その一方で、自分より弱い子どもに乱暴することがあり、教師が注意すると、「くそじじい、死んじまえ」などと暴言を吐くこともありました。授業中の態度も悪く、教師の話を聞かず、自分勝手なことをすることが多かったようです。

このような状況で、教師からも親からも叱責されることが多く、「あんな学校には行きたくない」と不登校気味になり、母親に連れられて受診しました。

母親に乳幼児期の話を聞くと、自閉症児特有の一人遊びや独り言、オウム返し、会話の乏しさ、人と視線を合わせないといった症状があったそうです。

子どもの頃の症状と現在の様子から、軽度の自閉症と診断。情緒的安定を目的とした薬物療法と並行して、積極的に褒めたり、ご褒美をあげるといった方法で基本的な生活習慣を身につけさせ、家族や担任教師には次のような療育のアドバイスを行いました。

まず、自閉症についてわかりやすく説明し、F男君の問題行動を理解してもらいました。とくに担任教師には「マンツーマンで、温かく接する」「ほかの子どものいじめにはきちんと指導する」「パニックを起こして暴れたときは、保健室などに連れて行き、興奮がおさまるのを待つ」「叱る回数を減らし、上手に褒める」「エネルギー発散のため、活発な運動をさせる」といったことをお願いしました。

その結果、F男君は不機嫌になったり、興奮したりすることが少なくなり、授業中も落ち着いて教師の話を聞けるようになっています。

LDは脳の機能障害による認知や記憶の障害であり、叱ればなんとかなるというものではありません。適切な治療と指導が大切なのは言うまでもありませんが、学習障害のある子どもを治療する場合に注意しなければならないのは、不注意や衝動性のために勉強に集中できないのか、LDがあって学習できないのかを見極める必要があるということです。

もともとLDの子どもはADHDを合併しやすい傾向があり、その区別は大切です。

その方法としては、メチルフェニデートの投与が挙げられます。薬物療法で、字がていねいになったり、集中時間が長くなったりするといった改善がみられれば、ADHDによる学習障害だったことがわかります。薬の服用でも改善されない部分があれば、それはLDの可能性が高いということになります。

私の外来では、就学時期に当たる6歳になると薬物療法を開始しますが、この頃から服用し、総合的な治療を併用していくと、8歳ぐらいで薬が必要なくなることがほとんどです。そして、休薬期間を設けて、様子をみるという経過をたどります。

しかし、親も子も学習に困難を抱えていると感じながら、障害に気づかないまま中学生、高校生になり、問題が深刻になってから受診する例も多くみられます。

そうなると、不登校や家庭内暴力、非行などの二次障害を起こしていることが多く、治療が困難となります。

また、治療が遅れれば遅れるほど、投薬期間も2年、3年と長引くことになります。

LDの治療法としては、子どもによって障害の現れ方が異なりますので、その子の特性に合わせた個別指導になります。

まず、「聞く」ことが困難な子どもには、メリハリのある声で話す、子どもの耳の近くで説明する、短い言葉で具体的に話す、大切なことは強調して話す、写真・図表を使って説明する、ストーリーをつくって説明するといった工夫をします。

「読む」ことが困難な子どもには、文字を大きくしたり、行間を広くしたり、まちがえやすい文字を太字にしたりするなど、文字を強調して見やすくするほか、定規や紙などでほかの行を隠す、子どもと一緒に声を出して読むといった工夫が考えられます。

「書く」ことが困難な子どもには、文字をなぞらせ、書き写す練習を繰り返させます。また、一度覚えた字を思い出しながら書いたり、耳から聞いたことを文字にしたりする練習をします。作文を書くときには、最初に書きたいことを言葉に出させてから文章にさせると書きやすくなります。その際、興味・関心のあるテーマを用意するといいでしょう。

「計算」がうまくできない子どもには、身近にある物を数と対応させて数字の概念を理解させます。視覚的な道具を使うと理解しやすくなります。

親のサポートのしかたについては、ADHDの子どもの場合と共通しています。まず、LDの子どもの特性や行動パターン、能力を十分理解し、短所も長所もあるがままに受容することが大切です。子どもの障害を否認していると、「どうしてわからないの？」と叱責することが多くなってしまいます。これでは子どもを卑屈にさせ、劣等感のかたまりにしてしまいます。兄弟やほかの子どもと比較するのもやめましょう。

教科によって成績に差があっても、「なぜ、できないの？」と責めてはいけません。子どもの話をしっかり聞き、「そうだね」と受け止め、褒めたり、甘えさせたりして心の安定を図ります。ストレス耐性が弱いので、二次障害を引き起こさないように否定的な言動は控えます。

また、学校や教師と密に連絡を取り合い、必要なら連絡ノートを交換するなど、サポート体制をつくります。専門医の診断や治療方針を学校に伝えるなど、医療と教育の連携ができるように働きかけるとうまくいきます。

母親の不安やイライラ、うつなどは子どもにも伝わってしまうので、父親が母親をサポートして情緒不安定にならないように気をつけます。

また、障害のある子どもに兄弟姉妹がいる場合は、その子どもたちの心のケアも大切です。ともすると、障害児にかかりきりになり、ほかの兄弟姉妹が親に甘えられず、思春期以降に問題化する場合があります。そうならないために、月に1回でも兄弟姉妹と過ごす時間を持つようにしましょう。

低機能自閉症の子どもの対処法・治療法

低機能自閉症は知的障害をともない、乳幼児期からその特性がはっきりと現れるため、見過ごされることは少ないと思います。ADHDやアスペルガー症候群などの軽度発達障害に比べれば、親の心構えもできやすく、早期の治療を行いやすいといえます。

第三章に記載した低機能自閉症のサインが子どもにみられたら、まず専門の医療機関で早期の検査、診断を受けることが大切です。

また、図7にあるように、自閉症の子どもも年齢とともに成長し、自然と改善されていく部分もあります。そうした変化をみながら、適切なサポートをしていくことが求められます。

自閉症の治療法としては、多動性などを改善する薬物療法のほか、ご褒美などを使って

図7　中等度・重度自閉症児の発達と発達障害

	年齢とともに発達・改善する行動	年齢が上がっても発達・改善しにくい行動
言語	・言葉の理解力 ・日常会話	・言葉の表現力
不適応行動	・落ち着きのなさ（多動性） ・視線が合いにくい ・睡眠障害	・自傷 ・他害 ・物を破壊する行為 ・自閉的孤立 ・行為や言葉の反復 ・パニック ・異常におびえる
適応行動	・排泄 ・食事 ・集団活動への参加 ・感情・欲望のコントロール	・自発性・意欲

基本的な生活習慣を覚えさせる行動療法、早期療育プログラムを含む家族指導、健常児と一緒に過ごす統合保育、障害の特性に即して指導する特別支援教育などが行われます。

まず、薬物療法としては、ハロペリドールをはじめ、いくつかの薬剤があり、有効性が認められています。たとえば、ハロペリドールは、自閉症児の激しい多動や不注意、パニック、対人関係の不適応などを改善させる効果があります。しかし、同じ動作を長時間繰り返したり、頭を振り続けたりといった行動、自分の目を突いたりする自傷行為などに対しては、あまり効果はみられません。

また、行動療法は、薬物療法と並んで最も一般的な治療法であり、学校での特別支援教育にも広く取り入れられています。行動療法の基本は、よいことをしたら「よくできたね」と褒めたり、ご褒美をあげたりする一方、よくないことをしたら罰を与えるというものです。これを繰り返すことで、してもよいこと、いけないことを自然に覚えさせ、望ましい生活習慣を身につけさせます。

早期療育プログラムは、子どもへの療育と親への支援を行うもので、ほかの子どもとの遊び方、着替えやトイレなどの方法、集団での遊び方などを教え、親にもやり方を指導します。自閉症の子どもは、叱責などのストレスが高じると、症状が悪化したり、問題行動が悪化したりするため、それを防ぐ意味でも早期療育プログラムは重要です。

さらに、自閉症児の療育では、健常児と一緒に過ごす統合保育の重要性が指摘されています。障害児だけの集団では、言葉による刺激や創造的な遊びなどに限界がありますが、健常児との交流があれば、いろいろな刺激を受けやすく、発達を促すきっかけになるからです。ここでの集団保育にうまく適応できれば、その後の学校生活にもなじみやすくなります。

これらの治療法をうまく機能させるためには、教師、保健師、保育士、医師、臨床心理士、理学療法士、言語聴覚士などによる連係プレーが重要となります。

では、自分の子どもが自閉症と診断されたり、その傾向がみられたりしたら、どのようにサポートしたらいいのでしょうか。詳しく説明します。

まず、乳幼児期から同世代の子どもとの交流を増やし、言葉の発達や社会性（対人スキル）を促すように働きかけます。いろいろな刺激を受けることで、遅れている機能を活性化させるのです。2歳以上になったら、できるだけ保育園に通わせ、大勢の子どもたちとの触れ合いを経験させます。少人数で保育士の目が届きやすい環境があれば、大人との関わりも増え、言葉を覚えたり、社会性が育ったりすることにもなります。

自閉症児はテレビやビデオなどの機械や機械音を好む傾向があるので、自閉傾向を強めないためにも、テレビやビデオを見るときには時間を短めにし、できるだけ話しかけ、人との交流を深めます。

また、睡眠時間が短いと症状が悪化しやすいので、早めに就寝させるなど、規則正しい睡眠リズムをつくるようにします。

好き嫌いが激しく、極端な偏食を示すことがありますが、心身の発達のためにもメニューや調理に工夫を凝らし、栄養が偏らないよう注意します。

多動や衝動的な行動も自閉症児にはよくみられる症状ですが、無理にやめさせるとパニックを起こして泣き叫んだり、暴れたりするので、しばらく一人にさせ、落ち着くのを待ちましょう。ふだんから身体を動かす運動などをするといいでしょう。

また、独り言をつぶやいたり、身体を揺らしたり、物の匂いをかぐといった行動がみられることがありますが、自分の気持ちを落ち着かせるためにしていることが多く、無理にやめさせたりしないようにします。

食事や排泄、着替えなどの基本的な生活習慣を覚えさせたいときに、感情的に叱ったり、体罰を与えたりするのは逆効果です。うまくタイミングを見計らい、「オシッコがしたくなったら、ここでするんだよ」というように、動作と関連した言葉かけをし、根気強く教えていきます。

褒めるときや注意するときには、時間をあけず、その場で伝えるようにします。時間が経ってから「さっきは、よくできたね」などと伝えても、意味をよく理解できません。その際、表情やジェスチャーなどを加えるといいでしょう。また、言葉では理解しづらい傾向があるので、絵や写真、図など、視覚的な道具を使って説明します。

大声で話しかけられると、怒られているように感じてこわがるので、できるだけ穏やかな声で、静かに話しかけるようにします。

約束を守ったときや、我慢できたときなどには、しっかり褒めましょう。そうすることで、前向きな行動ができるようになっていきます。

ふだんの生活のなかでは、なるべく会話を増やしたほうが対人スキルや社会性を促す刺激になります。しかし、かといって無理に教え込むと嫌がるので、自然な雰囲気のなかで、ゆっくり、短い言葉で、視線を合わせて話すようにします。

低機能自閉症の子どもの事例

E君が外来を訪れたのは、3歳のときです。母親に話を聞くと、E君がお腹にいるときに妊娠中毒症にかかり、生まれたときは重症黄疸だったそうです。しかし、生後の首のすわりや歩き始めなどの運動面は正常でした。

ところが、1歳半頃、名前を呼んでもあまり視線が合わず、「バイバイ」といった動作もみられないため、おかしいと思ったそうです。最初は聴覚障害かと疑いましたが、テレビ音には敏感に反応したため、それは否定されました。

2歳になってもほかの子どもと遊ぶことがなく、一人でテレビを見たり、ミニカーを並べて遊んだりしていました。じゃまされると、パニックを起こして暴れることもあったそうです。

2歳半頃から多動的、衝動的な行動が目につくようになり、家のなかを走り回ったり、親が目を離すと外に飛び出したりすることもありました。

3歳頃から同じ動作を繰り返したり、決まりきった日課やひどい偏食を繰り返したりするようになりました。また、「アダダ」「パッパ」などの意味のわからない言葉を発し、人との会話はまったくありません。

これらの症状から自閉症と診断し、注意力や集中力などを高めるための薬物療法を行いました。また、家族には次のような療育面のアドバイスをしました。

一人遊びを極力避け、テレビに子守をさせない、言葉かけを増やし、ほかの子どもと遊ばせるといったことです。

また、専門の保育所にも通わせ、社会性を伸ばすための集団保育と個別的な言葉の訓練を受けるよう指導しました。

その後、E君は少しずつ社会性が発達し、集団行動ができるようになっています。

反応性愛着障害の子どもの対処法・治療法

第三章で記述したように、母親に愛着を示さない反応性愛着障害は、発達障害の子どもの症状ととてもよく似ています。その対処法や治療法を知ることは、発達障害児を育てるときにも役に立つと思いますので、参考にしてください。

実は、数十年前まで、「赤ちゃんは抱き癖がつくといけないから、泣いても抱かないように」と、まことしやかに言われていました。いまでも年配の女性にはそう思っている人が多いようです。これは1950年代のアメリカで流行った育児法で、子どもは抱かないで悪いところは罰して育てるというものでした。それが日本にも輸入され、母子手帳にも記載されたようです。

しかし、その後、アメリカではこうした子育てが赤ちゃんの成長に悪影響を及ぼすとわかり、1960年代には「抱いて育てる」ことが育児の基本になっています。ところが、日本では、母子手帳が書き換えられた1983年以降も「抱き癖」という言葉が独り歩きし、親から娘へと引き継がれているように思います。

こうした子育てが子どもの心の成長を妨げ、母親への愛着を感じることができず、発達障害に似た症状を示しやすいということは、すでに第三章で記述しましたが、2002年に栃木県で起きた里親による幼児虐待死事件は、そうした背景を疑わせる出来事でした。

養母は韓国で幼稚園教諭を9年間務め、夫の転勤とともに日本にやってきた女性でした。2000年に里親登録し、最初に4歳の男の子を預かり、その半年後に3歳の女の子を預かりました。男の子については問題なく子育てしていたのですが、女の子のほうはよく泣き、言うことを聞かないため、対応に困っていたようです。そして、あるとき、思いあまって殴ってしまい、死に至らせてしまったのです。

2人の子どもの養育環境をみてみると、男の子は1歳まで実母に育てられていましたが、女の子は生後すぐに乳児院に預けられ、集団のなかで育てられていました。おそらく特定の保育士と親密な関係が持てず、愛着障害を生じていたのでしょう。そのため、養母になつかず、信頼関係が築けなかったのだと思います。

このように乳児期に母親に愛着を持つことは、健全な成長にはなくてはならないものです。子どもになんらかの兆候がみられたら、早期に治療・対処することが大切です。

治療法としては、子どもに対しては年齢に応じて、遊戯などを一緒にやったり、遊び相手になったり、カウンセリングを行ったりして、子どもと治療者との間に信頼関係が生まれるよう働きかけます。子どもの性質によっても違いますが、信頼関係を築くまでに長期間かかることもあります。

一方、子どものケアと同時に大切なのは、親へのサポートです。親自身が何らかの事情で、十分な養育を受けてこなかった可能性があり、母親へのメンタルヘルスケアも非常に重要なのです。

親に対しては、家族関係に問題がないか、話し合いを持ち、子どもへの接し方や夫婦関係などの改善を図ります。親自身が家庭内の問題点に気づくようになれば、子どもへの接し方も自然と変わっていきます。

しかし、深刻な問題や複雑な事情を抱えている場合は、治療に抵抗する親も多く、治療がはかばかしくないこともあります。

反応性愛着障害の事例

母親がR子さんを連れてきたのは、2歳のときでした。母親の訴えによると、「言葉が遅れていて、ほかの子どもと遊べず、落ち着きもない。過食気味で、首振りや指しゃぶりなどが目立つ」というものでした。また、R子さんの両親は男の子を望んでいたのですが、生まれたのは女の子で、いわば望まれない子どもでもありました。

家庭環境を見ると、両親は共働きで忙しく、R子さんの世話はもっぱら祖母に任せられていました。しかし、祖母も農業をやっていて忙しいため、軽い認知症のある叔母に預けていました。

叔母はR子さんと一日中、家にこもり、テレビをつけっぱなしにしていたようです。R子さんをあやしたり、近所の子どもと遊ばせたりすることもありませんでした。

診察中、R子さんは話しかけても反応がなく、まったく無表情でテレビで見たコマーシャルをしゃべり続けていました。落ち着きなく動き回り、過食傾向があるにもかかわらず、身体が小さいのが印象的でした。

こうした所見から反応性愛着障害と診断。母親に対しては「母親、祖母の両方が十分に愛情をかけて関わるように」「ほかの子どもと遊ばせる機会を増やすように」「抱っこなどのスキンシップをできるだけ多くするように」などとアドバイスしました。

その後、R子さんは小学校に入学しましたが、勉強が苦手で、一人遊びが多く、落ち着きなく動き回ったり、ほかの子どもの持ち物を盗んだり、冷蔵庫の物を盗み食いしたり、クラスメートとトラブルを起こしたりするなど、教師を悩ませているそうです。

この事例では、子どもの症状に気づいて受診したものの、両親が共働きのため、なかなか子どもと接する時間がとれず、養育環境が改善されなかったと思われます。いくら専門医が治療をしても、両親が適切な関わりを持たなければ、症状がよくならないということです。

発達障害のある子どもに対しても、その特性に合わせた対応をするかどうかで、その後の成長に大きな影響を与えます。子どもの障害に気づいた時点で、親が積極的に子どもの養育に関わることが大切だといえるでしょう。

第五章 子どもに「発達障害」について話すタイミング

いつ、どのように子どもに伝えるべきか

発達障害について、子どもにいつ話すかというタイミングの判断は非常にむずかしいといえます。親が子どもの状態をしっかり受け止めて、あるがままを認めていることが前提となりますが、その子の状態や置かれている環境により、話すタイミングは異なります。決まったマニュアルがあるわけではありません。臨機応変に対応するといったらいいでしょうか。

年齢で区切ることはできませんが、話すタイミングとして大事なのは、子どもが自分の状態に悲観的になったり、自暴自棄になったりする前に話すということです。前述したように、発達障害の子どもは人間関係がうまくいかず、いじめられたり、仲間はずれにされたりしがちです。あるいは授業についていけず、勉強ができないことで劣等感を抱くこともあります。

そのままなんの対応もせずにいると、非行や不登校などの二次障害を生じることもありますから、その前に話すことが重要になります。

私の経験では、小学校5、6年の前思春期から中学時代の思春期の時期にかけて伝える

のがベストだと思います。小学校低学年の頃に話しても、きちんと理解することができず、かといって、高校生になってからでは遅すぎます。

前思春期というのは、ちょうど自分自身のセルフイメージができてくる頃で、「どうして、薬を飲まなきゃいけないの？」「どうして病院に通わなきゃいけないの？」「何かの病気なの？」といった疑問を持ち始めます。

この時期にきちんと障害について話し、理解してもらわないと、病院に通院するのを嫌がったり、薬を飲むのを拒否したりします。そうならないよう、子どもの状態をみながら話すタイミングを見極めることが大切です。

また、子どもに話すときには、主治医に協力してもらうとうまくいきます。親が一方的に「おまえは発達障害だ」と言ったら、子どもは驚いて傷ついてしまいます。主治医からその子の障害についてわかりやすく説明してもらったほうが、子どもも納得しやすいと思います。

私の場合、症状の説明とともに、特定の分野に能力が高く、優れた面もあるというポジティブな情報を必ずつけ加えます。医師との信頼関係ができていれば、子どももきちんと理解してくれます。

子どもに早く伝えすぎて、不登校になったケース

話すタイミングをまちがえると、取り返しのつかない事態になることがあります。次に紹介するのは、子どもが不用意に事実を伝えられてしまい、自暴自棄になってしまったケースです。

ある夫婦が「子どもにはしばらく内緒にしておこう」と決めていたのに、不登校になりかけていた中学1年のD君にイライラして、衝動的に「おまえは障害者なんだ。自閉症なんだよ」と言ってしまったのです。それを聞いたD君はショックを受けて、「どうせ、僕は障害があって、いくらがんばってもダメなんだ」と自暴自棄になり、学校にもまったく行かなくなり、勉強もしなくなりました。

そもそも親自身が不安定で、母親はうつ状態にありました。おそらく子どもの育て方などで夫や義父母などから批判されていたのでしょう。

発達障害のある子どもを育てるには、夫婦間の協力が不可欠です。私はこれを夫婦間同盟と呼んでいます。中心になって子育てをする母親を物理的・精神的に守るのが父親の役割だといってもいいでしょう。

そして、祖父母と両親との関係にきちんと境界線が引かれていることも重要です。祖父

母が両親に必要以上に口出しすると、母親が精神的に不安定になったり、きちんと子どもに向き合うことができなくなったりするからです。たとえば、祖父母などから「しつけがなっていない」「子どもを甘やかしている」という批判を受けないよう、夫が防波堤となって妻を支え、子どものしつけに関して祖父母に口出しさせないようにします。

さらに、夫婦の性別役割分担（男性としての役割、女性としての役割）がきちんと確立されていることも重要です。父親が父親らしく、母親が母親らしく接することで、子どもが生きるうえでの女性モデル、男性モデルとなっていくわけですが、それがないと、思春期になってから自分の生きる指標を見失い、精神的に不安定になることもあります。

D君の場合、最悪のタイミングで自分の障害について伝えられてしまったといえます。こうなると、親子の関係を修復するのはむずかしくなります。すでに思春期に入り、反抗期でもあったD君は、親に対して不信感を持ってしまったのです。ますます劣等感が強くなり、「どうして自分だけがこんな目に遭うんだ」と被害的な感情も出てきて、親への恨みが募ってしまったようです。結局、D君はうつ状態となり、いまも家に引きこもったままです。

話すタイミングを逃し、二次障害を発症したケース

宇治少年院に入所した240人の子どものうち、85％がADHD、60％がLDだったという話はすでに書きましたが、彼らに共通するのは養育環境に問題があったということです。親自身が子どもの発達障害に気づいておらず、授業中の態度や成績の悪さを叱責や体罰でしつけようとした結果、非行や家庭内暴力などの二次障害を引き起こしてしまったのです。

高校生のF君も、そんな一人です。外来を受診したのが中学2年のときで、すでに反抗期に入り、両親に引きずられるようにして来院しました。診断の結果、ADHDだとわかり、両親には障害名を伝えましたが、F君には時期を見て話すことにしたのです。

ところが、F君は「どうして、病院に通わなければならないんだ。自分はどこも悪くない」と親に主張し、その後、来院をやめてしまったのです。こうなると、私もお手上げです。両親だけが来院していましたが、親への反抗も激しく、言うことを聞かないということでした。障害について話すタイミングも逃してしまい、どうすることもできません。

F君は次第に授業についていけなくなり、不良仲間とつるむようになってしまいました。その後はお決まりのコースです。窃盗や恐喝などを繰り返し、とうとう警察に補導され、

少年院に入所してしまったのです。

Ｆ君は、小学生の頃から落ち着きがなく、教師からはいつも叱責され、両親からも「どうして、当たり前のことができないんだ」と怒鳴られたり、ぶたれたりしていました。これでは自尊心が低くなり、劣等感が強くなってしまいます。

このようにＦ君は、来院した時点で、すでに二次障害を発症しつつあり、両親や医師に対しても不信感を持っていたわけです。これでは治療もうまくいきません。「もう少し早いタイミングで受診していたら、こうはならなかったのに」と悔やまれます。

とはいえ、ＡＤＨＤやアスペルガー症候群があるからといって、だれもが二次障害を発症するわけではありません。早めに医療機関を受診し、きちんとした診断を受けて治療と療育をしていけば、症状が改善され、問題行動を引き起こすことはありません。

小さい子どもにどう説明すればよいのか

自分の子どもの行動を見て、「もしかすると、発達障害ではないか」と疑問を持ったら、医療機関で診断を受けることが大切です。しかし、いくら子どもが小学１、２年生であっても、通院を継続するためには、それなりの動機づけが必要になります。遊びたいのに無理矢理、病院に連れて行かれるのは、子どもにとって苦痛以外の何ものでもないからです。

そこで、私はいつも次のように説明します。

「この薬はね、勉強ができるようになる薬だよ」

「字がていねいになって、先生から褒められるようになる薬だよ」

「お父さん、お母さんから褒められるようになる薬だよ」

「イライラして、カッとしなくなる薬だよ」

「片づけや整理整頓ができるようになる薬だよ」

こんなふうに通院や服薬について説明すると、彼らはもともと性格が素直ですから、「僕、がんばって薬を飲む」と言ってくれます。なかには、私の言葉を信じて、どんどん成績が上がったアスペルガー症候群の子どももいます。

発達障害の子どもはストレス耐性は弱いですが、褒められると素直に喜んでがんばります。そういう特性をとらえた対応をすれば、通院にも前向きになってくれるでしょう。

ただし、これが通用するのは思春期に入る前の小学校3、4年生くらいまでです。小学校高学年になると、親に連れられてしかたなく通院してきます。そうなると、医者も敵みたいなものですから、なかなか薬を飲んでくれなくなります。

治療をうまく進めるためにも、思春期を迎える前の早期の受診と診断が求められます。なかでもADHDの場合は、小学校1～3年で治療を開始すれば、メチルフェニデートの投与で行動が落ち着き、集中力も出てきます。それと並行して親や学校がきちんとした療育をすれば、1～2年で薬が必要なくなります。そうなれば、子どもに障害を伝える必要もなくなるわけです。

兄弟やクラスメートの理解と協力をどう得るか

発達障害の子どもに兄弟姉妹がいる場合、親はどうしても障害のある子どもにかかりきりになりがちですが、同じ家にいるから兄弟姉妹もわかってくれるだろうと思うのは、親の思い込みです。寂しい思いをしている子どもは大勢います。

兄弟姉妹が親に甘えたいのに甘えられずにいると、「どうして自分にはかまってくれないんだろう」と欲求不満になってしまいます。それは発達障害のある子どもにとってもよい環境とはいえません。できれば月に1～2回は、兄弟姉妹に時間を割いて話を聞いてあげるなど、甘えさせてあげたいものです。

そのうち「どうして、弟はすぐにパニックになったり、かんしゃくを起こしたりするの？」「どうして、いつもお母さんと病院に行くの？」といった疑問を発するかもしれません。そのときには「障害」という言葉は使わずに、「弟は自分の気持ちをうまく伝えることができないから、パニックを起こすんだよ」「パニックを起こさないようにする薬をもらいに行くんだよ」というように、その子の年齢に合わせた説明をします。

障害のあるなしにかかわらず、兄弟姉妹との関係は家庭によりさまざまですから、親も状況をみながら話をする必要があると思います。

また、発達障害の子どもが小学校に入ると、クラスメートから「どうして、○○ちゃんは先生から特別扱いされるの？」「どうして、○○君は教室を歩き回っても叱られないの？」といった疑問が出てくることがあります。

このとき、どう対応するかは教師にとって悩ましい問題です。

非常にデリケートな問題であるため、一概にこうすべきだというマニュアルはありません。発達障害のある子どもの両親と話し合いを持ち、クラスメートに話すべきかどうか、相談するとよいでしょう。

どう話すかにもよりますが、クラス全員に話したことで、からかいやいじめが助長されることもあります。

全員には話さず、数人のクラスメートにだけ話すという方法もありますが、まずは両親の意向を尊重することが大切です。

そのうえで、教師からの説明だけでなく、親からも直接話してみるというやり方もあります。

同様に、クラスメートの親に話すかどうかも、両親と相談して決めるといいでしょう。

第六章

発達障害の子どもと職業選択

思春期、青年期をいかに乗り越えるか

一般的に思春期というのは、激しい荒波に浮かぶ小舟のようなもので、心の葛藤が激しい非常に不安定な時期といえます。

この時期には身長が一気に伸び、体重も増えます。さらに、脳の神経細胞もものすごい速さで発達し、心も飛躍的に成熟していきます。それまでの緩やかな発達が急角度でぐっと伸びていきます。これを思春期スパートといいます。マラソンの最終コースでスパートするように、ものすごい勢いで心と身体が成長するのです。

とくに、精神面では「自分とは何ものか」「何のために生まれてきたのか」といったセルフイメージができあがっていきます。思春期スパートの数年後には心も身体も安定していきますが、この時期には精神的にかなり情緒不安定になり、イライラと不機嫌になったり、落ち込んだり、抑うつ的になったりします。

たとえ親との関係が良好で、幼児期、小学生時代を何事もなく過ごしてきた子どもでも、思春期には心の揺れが激しくなり、親に反抗的になったり、自分だけの世界を持とうとしたりします。

もし、幼児期や小学生時代に親の叱責や虐待、育児放棄などの不適切な対応をされていたら、どうなるでしょうか。

それまで我慢してきた感情が爆発し、まるで恨みを晴らそうとするかのように荒れ狂います。不良グループと付き合ったり、無断外泊をしたり、親に暴力をふるったり、万引や窃盗などの非行に走ったりすることもあります。

一方、幼児期や小学生時代には、どんなにつらい状況にあっても問題を起こすことはほとんどありません。人生のなかで最も安定している時期といってもいいでしょう。この時期をどう過ごすかによって、思春期の反動の度合いが変わってくるのです。

とくに、軽度発達障害の子どもは、幼児期、小学生時代に障害を見過ごされると、親や教師から注意されたり、叱られたり、体罰などを受けたりしやすく、それが思春期に二次障害という形で現れてきます。

二次障害を引き起こさないためには、思春期に入る前に障害に気づき、医療機関を受診して適切な対応をすることが重要です。思春期に入ってから病院に連れて行こうとしても、とても素直にしたがってはくれません。そうなると、もう、治療もできず、なす術《すべ》がなくなってしまいます。

思春期をどう乗り越えるか、それが軽度発達障害の子どもの将来にとって、大きなターニングポイントになるといえるでしょう。

職業選択が人生の満足度を左右する

一般的に思春期に突入した子どもというのは、「自分は何をしたいのか」「これからどう生きていくのか」「どんな職業に就くのか」といった、さまざまな疑問を持ち始めます。そうした問いを通して自分自身を客観的に見つめ、自分はどういう人間なのかを追求していきます。そして、こうした葛藤を通して「これが本当の自分だ」「こういう人間になりたい」「こういう生き方がしたい」といったセルフ・アイデンティティを持つことができるようになるのです。

ところが、ＡＤＨＤやアスペルガー症候群、ＬＤといった軽度発達障害の子どもたちというのは、もともと自分を客観的に見ることが苦手で、自分がどういう人間なのかというセルフ・アイデンティティを持ちにくい傾向があります。自分の得意なことや苦手なことを理解することができず、いつまで経ってもファンタジーの世界にとどまり、現実を直視できないのです。

たとえば、中学生になっても、「小説家になる」「女優になる」「政治家になる」といった夢を語ります。もちろん、夢を持つことは大切ですが、その発想は小さな子どもと同レベルで、どうしたら夢をかなえられるのか、具体的には何も考えていません。ただ、漠然と夢を語っているだけです。

また、現実の自分に引き寄せて考えることができず、自分には何でもできると高望みしがちです。かといって、夢を実現するための目標を設定したり、それに向かって地道に努力したりするということも苦手なのです。

なぜ、将来の見通しや計画を立てられないのかというと、生まれつき想像力が乏しいからです。機械的に覚える記憶力には優れていても、自由に発想したり、物事の予測をしたり、計画的に行動したりするということができません。自分の5年先、10年先を想像することができないのです。

そのため、たとえば、受験生になってものんびりと過ごし、試験日が近づいても努力する様子を見せません。別に余裕があるわけではなく、自分の状況をきちんと判断し、試験日までの段取りを考えることができないだけなのです。

このような傾向があるため、本人の興味のおもむくまま自由に任せていると、将来の進路や方向性が定まらず、現実的な職業選択ができなくなるおそれがあります。自分に向いていない職業に就いてしまい、社会人になってから不適応を起こすこともあります。あるいは、就職活動の時点でうまくいかず、ニートや引きこもりになってしまうこともあります。

そうならないためには、小学校、中学校の段階から本人の特性を活かした方向へ導く必要があります。大学に入ってから職業選択するのでは遅すぎます。親は子どもに高望みさせず、本人に合った職業を選ばせるようにしましょう。

高学歴でもニートになる可能性はある

軽度発達障害の子どもは知的レベルには問題がないので、小中高校と順調に進学し、有名大学に入学することもあります。

しかし、いくら有名大学を卒業しても、選んだ職業によっては仕事上のミスや人間関係のトラブルなどを起こしやすく、退職に追い込まれることもあります。

うまく転職できればいいですが、自分の特性を自覚せずに仕事選びをすると、また同じようなことを繰り返し、挫折することになってしまいます。そこから精神的に不安定になり、うつ病を発症したり、人と会うのを嫌がり、家にこもったりしてしまう可能性もあります。

いま、社会的に問題になっているニートのなかにも、そうした若者が多く含まれています。いくら学校の成績がよくても、社会に出てから必要なのは、試験の問題を解くことではなく、社会性と対人スキルなのです。

実際、職場には同僚のほかに後輩や上司、得意先など、さまざまな人間関係が存在します。相手によって言葉づかいを変えたり、その場の雰囲気を察してうまく対応したりと、複雑なコミュニケーション能力が求められます。

たとえば、上司や目上の人に「やあ、元気?」などと気安く話しかけたら、「なんて非常識な人間だ」「変わったやつだ」「態度がでかい」などと思われてしまいます。学生時代までは「変わったやつ」で通りますが、社会に出るとそうはいきません。社会人らしい態度がとれなければ、職場で次第に孤立してしまいます。

軽度発達障害の子どもを持った親が考えるべきなのは、いい大学に入ることではなくて、その子に合った仕事に就けるようサポートすることです。それには、基本的な生活習慣や地道に努力する姿勢を身につけさせることが大切となります。

たとえば、小学校の頃から「ここまで勉強したら、おやつをあげる」「毎朝、自分で起きられたら、好きな物を買ってあげる」などと誘導し、やる気にさせるのです。彼らは先々のことを考えるのは苦手ですが、褒められたり、ご褒美がもらえたりすると、目の前のことを張り切ってこなします。それを小学校だけでなく、中学、高校に入っても続けます。

そうやってその子の気を引きながら、目標に達するまでやらせます。最後までできたときには大いに褒めます。そうすることで、コツコツと努力する習慣を身につけさせるのです。目の前にニンジンをぶら下げることが子育てのポイントとなります。

こういった子育てをしていくなかで、将来の進路を考えていけば、自分に合った仕事に就くことができるはずです。

発達障害に気づいていれば職業選択がしやすい

私は大人の発達障害も診察していますが、彼らは仕事を辞めたり、転職を繰り返したりすることが多く、なかにはリストラや解雇されるケースもあります。そして、会社を辞める原因の多くは、「仕事が自分に合っていない」というものです。

彼らの多くは自分の障害について気づいておらず、自分に向いていない職業を選んでいました。これでは仕事が長続きするはずがありません。

自分に合った仕事を見つけるためにも、自分の障害について知っておくことが重要といえます。そうすれば、社会人になってから仕事で苦労したり、転職を繰り返したりすることは少なくなります。

理想としては、中学生ぐらいまでに障害について伝えることが大切です。そうすれば、高校時代から将来について考えることができ、大学進学もその延長線上で決めることができるからです。大学を卒業してからでは、職業選択の幅が狭まってしまいます。

私の外来には、中学生になっても現実的な未来を描けず、自分の得意・不得意に関係なく、「考古学者になりたい」「宇宙飛行士になりたい」「声優になりたい」などと実現できそうにないことを言う子どもがいます。いくら「それ、実現できるの？　ちゃんと働かないと生活できないよ」と言っても、聞く耳を持ちません。私は、そういうときこそ、障害について話すチャンスだと思っています。そして、次のように伝えます。

「あなたは小学生の頃から、ずっと薬を飲んでいたでしょう？　それはね、できることとできないことの差が大きくてアンバランスだから、それを治す薬なんだよ。できる科目とできない科目があるのは、そのせいなんだよ。だから、自分の得意なことを活かせる学校に進学しようね。決して苦手なことはやらないようにね」

親が話すよりも、専門家である医者が障害の特性について説明するほうが納得しやすいようです。

自分の障害の特性を知っていれば、夢見がちに突飛なことを言い出さなくなり、自分の特性を活かした職業選択ができるようになります。

軽度発達障害者に向いている職業・向かない職業

軽度発達障害者は、自分の向き不向きに関係なく、職業を選びがちです。ときには、苦手なことを仕事にしようとすることもあります。それほど彼らは自分を客観的に見つめることができないのです。

その結果、仕事や人間関係がうまくいかず、何度も転職を繰り返したりします。そうならないためには、軽度発達障害の特性をしっかり理解して、職業を選ぶことが大切です。

一般的に発達障害者に向かない職業としては、対人スキルを必要とする接客業や営業の仕事、管理能力を必要とする経理や人事の仕事、総務関係の仕事、運転手・パイロット・

航空管制官などのミスが事故に直結するような仕事、いくつかの仕事を同時にこなす必要のある仕事、臨機応変な対応を求められるような仕事などが挙げられます。

一方、発達障害者に向いている職業は、協調性や対人スキルをそれほど必要とせず、管理能力や臨機応変な対応もあまり必要とされない職業といえます。

彼らは、興味や関心のあることには集中して取り組むことができますから、専門的な能力を必要とする職業が向いています。

たとえば、研究者や学者などの専門的な知識やひらめきを必要とする職業のほか、中学・高校・予備校・塾などの理数系、美術・音楽・芸術系、歴史・社会などの教師にも発達障害者が多くみられます。

また、刺激的で変化に富んだ職業として、警察官、消防士、新聞・雑誌等の記者、マスコミ関係者、作家、ジャーナリスト、カメラマン、ディレクター、プロデューサーなども向いています。

さらに、視覚的な能力を活かす職業として、カメラマン、イラストレーター、スタイリスト、マンガ家、画家、建築家、システムエンジニア、CGアニメーター、広告関係、ファッションデザイナー、グラフィックデザイナーなどが向いています。

人間関係より機械などの物を相手にする職業として、調理師、ピアノなどの調律師、自動車整備士、歯科技工士、臨床検査技師、図書館司書、理容師、校正者なども向いているといえるでしょう。

このように、たとえ人間関係が不器用で社会性が低くても、一芸に秀でていれば仕事はできます。自分の特性を活かした職業選択をすればいいのです。そのためには、手に職をつける専門学校への進学もプラスになります。彼らは、好きなことには集中して取り組むことができますから、漠然と大学に進学するよりは、資格や専門的な技術を身につけるほうが自分に向いた職業に就くことができるのです。

うまく職業選択・就職ができれば、社会人になってから不適応を起こすことはありません。

実際、世の中には発達障害があっても、社会的に成功している人が大勢います。自分の得意な分野を見つけて才能を伸ばすことが大事なのです。

また、障害の程度にもよりますが、障害年金の受給や社会的支援、就労支援など、社会的サービスを受けるためには、障害者として認定されることが必要です。

これらは生涯にわたって受け続けるものですから、子どもの将来を考えた場合、療育手帳の申請はしたほうがいいでしょう。

そのためにも、本人にはタイミングを見計らって障害について話し、将来について考えることが大切なのです。

参考文献

『発達障害に気づかない大人たち』星野仁彦・二〇一〇・祥伝社／『機能不全家族～心が折れそうな人たちへ……』星野仁彦・二〇〇七・アートヴィレッジ／『依存症の真相～アダルトチルドレンとADHDの二重奏』星野仁彦・二〇〇八・ヴォイス／『星野先生の知って良かった、アダルトADHD』星野仁彦・二〇〇四・ヴォイス／『気づいて！こどもの心のSOS～こどもの心の病全書』星野仁彦・二〇〇六・ヴォイス／『子を愛せない母・母を拒否する子』ヘネシー・澄子・二〇〇四・学習研究社／『発達障害の子どもたち』杉山登志郎・二〇〇七・講談社／『発達障害かもしれない～見た目は普通の、ちょっと変わった子』磯部潮・二〇〇五・光文社

図版作成
(有)美創

編集協力
佐久間真弓

著者略歴

星野仁彦
ほしの・よしひこ

1947年福島県生まれ。心療内科医・医学博士。

福島学院大学大学院教授。

福島県立医科大学卒業、米国エール大学児童精神科留学、
福島県立医科大学神経精神科助教授などを経て、現職。

専門は、児童精神医学、スクールカウンセリング、精神薬理学など。

著書に、『発達障害に気づかない大人たち』(祥伝社新書)、

『星野先生の知って良かった、アダルトADHD』『気づいて！ こどもの心のSOS』

(ともにヴォイス)、『機能不全家族』(アートヴィレッジ)など多数。

筆者の星野仁彦が診察する病院、クリニック

※星野仁彦医師の診察、治療を希望される方は、
左記の病院、クリニックに連絡してください。

星ヶ丘病院

〒九六三―〇二一一　福島県郡山市片平町字北三天七番地
電話　〇二四―九五二―六四一一
（完全予約制です）

ロマリンダクリニック（診療は女性のみ）

〒九六三―八〇〇二　福島県郡山市駅前二丁目十一番地一号
電話　〇二四―九二四―一一六一
（完全予約制です。また診療費は自由診療になります）

幻冬舎新書 208

発達障害を見過ごされる子ども、認めない親

二〇一一年三月三十日 第一刷発行
二〇一一年四月二十日 第二刷発行

著者 星野仁彦

発行人 見城 徹
編集人 志儀保博
発行所 株式会社 幻冬舎
〒一五一-〇〇五一 東京都渋谷区千駄ヶ谷四-九-七
電話 〇三-五四一一-六二一一(編集)
〇三-五四一一-六二二二(営業)
振替 〇〇一二〇-八-七六七六四三
ブックデザイン 鈴木成一デザイン室
印刷・製本所 中央精版印刷株式会社

検印廃止
万一、落丁乱丁のある場合は送料小社負担でお取替致します。小社宛にお送り下さい。本書の一部あるいは全部を無断で複写複製することは、法律で認められた場合を除き、著作権の侵害となります。定価はカバーに表示してあります。
©YOSHIHIKO HOSHINO, GENTOSHA 2011

Printed in Japan ISBN978-4-344-98209-3 C0295
ほ-3-1
幻冬舎ホームページアドレス http://www.gentosha.co.jp/
*この本に関するご意見・ご感想をメールでお寄せいただく場合は、comment@gentosha.co.jp まで。

幻冬舎新書

岡田尊司
境界性パーソナリティ障害

普段はしっかりしている人が、不可解な言動を繰り返す、境界性パーソナリティ障害。ある「きっかけ」で、突然そういう「状態」になるのはなぜか。理解しがたい精神の病を、わかりやすく解説。

岡田尊司
アスペルガー症候群

他人の気持ちや常識を理解しにくいため、突然失礼なことを言って相手を面食らわせることが多いアスペルガー症候群。家庭や学校、職場でどう接したらいいのか。改善法などすべてを網羅した一冊。

大野裕
不安症を治す
対人不安・パフォーマンス恐怖にもう苦しまない

内気、あがり性、神経質――「性格」ではなく「病気」だから治ります。うつ、アルコール依存症に次いで多い精神疾患といわれる「社会不安障害」を中心に、つらい不安・緊張への対処法を解説。

林成之
子どもの才能は3歳、7歳、10歳で決まる！
脳を鍛える10の方法

年齢ごとに子どもの脳の発達段階は変わるが、それに合わせて子どもをしつけ、教育すると、子どもの才能は驚異的に伸びる！　その方法を、脳医学の知見からわかりやすく解説。